의사 엄마의
아토피 수업

내 아이를 괴롭히는 아토피에서 벗어나기

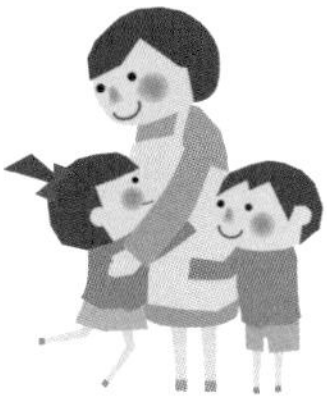

의사 엄마의
아토피 수업

글 민아림 | 그림 유진수

베가북스
VegaBooks

프롤로그

저는 의사이기 이전에 아토피로 힘들어하는
세 아이의 현재진행형 엄마입니다.

저는 의사이기 이전에 한때 어릴 적부터 아토피로 지독히 고생한 여학생이었고, 결혼을 한 후에는 아토피로 힘들어했던 세 아이의 현재진행형 엄마입니다. 밤이 깊어가도록 잠 못 들고 몸을 긁어대는 아이를 지켜볼 때면 엄마의 가슴은 찢어졌습 니다.

중학생 때는 목 뒤로 습진이 퍼졌습니다. 남들 눈치를 보며 몰래 긁고 딱지를 뜯어내면서, 사춘기 소녀들이 그러하듯 혼자 가슴앓이를 했습니다. 귀밑 3센티 규정에 맞춘 단발머리가 피부를 스칠 때마다 이런 지긋지긋한 고통이 왜 나에게만 일어나는지 세상을 원망한 적도 있습니다. 사춘기에서 벗어날 즈음 피부 습진이 좋아지자 고등학생 무렵부터는 알레르기 비염이 저를 괴롭히기 시작했습니다. 성인이 되어서도 아토피는 좋아지지 않았습니다. 밤만 되면 온 몸이 가려워서 빨갛게 우둘투둘해지도록 긁었습니다. 그런 저에게 항히스타민제는 필수 상비약이었습니다.

제가 아토피에 관심을 갖게 된 계기는 우리 아이에게까지 이어진 고통의 굴레였습니다. 임신 중에도 저에게서 이 아픔이 끝나길 기도했습니다.

천사같이 예쁜 첫 아이가 돌 사진을 찍을 무렵 아토피 피부염을 처음 발견했습니다. 심장이 내려앉는 기분이었습니다. 하필 예쁜 사진을 남겨야 하던 그날 아이의 맑은 얼굴에 아토피 피부염이 빨갛게 번졌습니다. 스테로이드 연고를 급하게 발라주긴 했지만 잦아들지 않았고 결국 첫 돌 사진에는 빨간 자국이 남았습니다.

이때부터 아토피는 의사로서 극복해야 할 저의 숙명이 되었습니다. 엄마가 되고 나서야 알았습니다. 엄마에게 아이의 고통만큼 견디기 힘든 고통은 없다는 것을요. 아이 얼굴에 생긴 아토피 피부염은 쉽게 가라앉지 않았습니다. 저는 아토피의 원인을 다시 생각하게 되었습니다. 첫째를 키우면서 아토피를 다시금 깊이 이해하고 부모와 아이가 어떻게 대응해야 하는지를 배워가게 되었습니다. 의사로서도 큰 공부였습니다.

둘째 아이는 생후 4개월 즈음에 아토피 피부염이 생겼습니다. 또 한 번의 몹쓸 파도가 밀려오는 기분이었습니다. 당시 병원에 출근하느라 모유수유가 힘든 날은 분유를 조금씩 섞어 먹였습니다. 그러자 확연히 드러날 정도로 증상이 나빠지는 게 보였습니다. 모유수유를 늘리고 분유를 끊으니 피부가 진정되더군요. 분유 알레르기가 우유 알레르기로까지 이어지면 어쩌나 걱정했는데 다행히 18개월 즈음에 처음 먹여본 우유에는 반응하지 않아 가슴을 쓸어내렸던 기억이 납니다. 막내 역시 아토피를 피해가지 못했습니다. 생후 3개월 무렵 울음소리에 놀라 아이를 안았는데 순간 그 작은 몸에 번진 피부염이 눈에 들어왔습니다. 덜컥 심장이 내려앉는 기분이었지요.

아토피 피부염은 저에게 평생의 숙제입니다. 의사라고 하지만 마음이 급해지면 뭐든 찾아보게 되는 건 보통의 엄마들과 다름없습니다. 당장 힘들어하는 아이에게 뭐라도 해주고 싶은 것이 엄마의 마음이니까요. 포털 사이트를 뒤지면서 검증되지 않은 치료법에 매달리는 부모들의 이야기에 놀랐습니다. 아토피 환자가 많다보니 부모들의 불안 심리를 돈벌이 수단으로 악용하는 사례도 많았습니다. 당장 해당 제품을 쓰지 않으면 아토피가 평생 갈 것처럼 위협을 합니다. 모니터를 들여다보고 있으면 의사인 저조차도 겁이 날 정도이니 의학적 지식이 없는 우리 부모님들의 심정은 어떨까 생각해보게 되었습니다. 잘못된 의학정보는 아이의 건강에 치명적인 위험을 초래할 수 있습니다. 틈나는 대로 자료를 찾고 모으던 중 문득 아토피를 제대로 이해하고 치료받을 수 있도록 돕는 것이 아토피 아이를 둔 엄마이자 의사인 제가 할 일이라는 생각이 들었습니다.

스테로이드 사용을 무조건 기피하면서 소극적으로 치료하는 것도 옳은 방법은 아니지만, 그보다 아토피를 나을 수 없는 불치병쯤으로 생각하는 부모의 선입견이 더 큰 문제입니다. 아토피는 원인이 매우 다양하기 때문에 주거 환경과 식습관, 생활태도의 전반에 대해 오랜 시간을 두고 찬찬히 분석해봐야 하지만 실제 병원에서는 시간에 쫓겨 상세한 진료를 기대하기 어렵습니다. 상황이 이렇다 보니 답답한 부모들이 이 병원 저 병원을 찾아다니면서 닥터 쇼핑을 합니다. 좋다는 병원은 일단 전부 가고 보자는 불안심리입니다. 이전 병원에서 어떤 치료를 받았고 어떤 경과를 보였는지 전혀 알지 못하는 상태에서 환자를 진료하게 되면 약을 중복 처방하게 되어 스테로이드 남용이라는 결과를 초래하기도 합니다.

저는 아토피의 발생 원인을 우리 아이들의 생활권 중심에서 살펴보았습니다. 의학적인 정보를 기반으로 하되, 아토피 자녀를 둔 의사 엄마만의 관리 노하우를 이 책을 읽는 부모들이 알기 쉽게 쓰고자 노력했습니다.

아이가 아프면 엄마도 아픕니다. 엄마가 아프지 않아야 아이가 행복합니다. 아토피로 지금까지 짊어지고 살아온 마음의 짐이 너무 무거웠다면 이 책을 통해서 조금은 가벼워질 수 있을 거라 말씀드리고 싶습니다. 아토피는 좋아집니다. 희망을 갖는 순간 마음의 기쁨이 찾아옵니다.

이 한 권의 책이 대한민국 엄마들의 얼굴에 웃음꽃을 활짝 피워주길 소망합니다.

"봄 같은 속살이 우리 아이를 찾아옵니다."

의사엄마 민아림

1. 엄마도 엄마가 처음이라 그래요

"따르릉~!"

알람소리가 울립니다. 밤새 뒤척이며 아이가 온몸을 긁었습니다. 긁지 못하게 말리다가 아이에게 그만 긁으라고 버럭 소리를 질렀지요. 얼마나 가렵고 아팠을까요. 엄마한테 혼나고 서러워 울음을 터뜨리고만 아이를 지켜보다가 미안한 마음에 서로 부둥켜안고 울었던 지난밤을 떠올릴 때면 지금도 가슴이 아려옵니다. 둘 다 잠을 설쳐 빨개진 눈을 비비며 겨우 일어난 아침엔 몸이 납덩이처럼 무겁습니다. 울퉁불퉁 빨갛게 자국이 번진 얼굴이 안쓰러워 연고를 꺼내다 문득 스테로이드(steroid) 연고는 절대 바르면 안 된다던 사촌 언니의 말이 떠올랐습니다. 그 말이 무서워 결국 쓰지 않았는데 아이의 상태는 자꾸 나빠지기만 하니 어떻게 해야 할지 모르겠습니다. 스테로이드가 독이 된다는 말이 사실일까요?

-3세 여아를 둔 엄마-

집먼지진드기가 비염, 천식, 아토피 피부염과 같은 알레르기 질환을 일으키는 중요한 원인이라고 해서 오늘도 이불을 털어 햇볕에 말리며 고민에 빠졌습니다. 어디서부터 잘못된 걸까요? 임신한 줄 모르고 마셨던 술 때문일까, 평소 매운 음식을 유독 좋아한 내 식습관 때문일까, 임신기간 중 정신없이 대충 때우던 인스턴트 음식이 원일일까, 다른 아이들은 다 멀쩡한데 왜 내 아이만 이러는 것일까요. 아이의 몸을 보고 내 잘못인 것 같아 너무 미안합니다. 어떻게 해야 좋을지 모르겠어요. 떠도는 정보는 많은데 제각각이고 민간요법은 신뢰가 안 가요. 병원을 가도 진료 시간이 너무 짧아 늘 아쉽습니다.

-7세 여아를 둔 엄마-

아토피 피부염을 확실히 낫게 해준다는 로션이 있다는 얘기를 들을 때마다 구입해서 써봤는데 효과는커녕 로션을 바꾸면서 증상만 심해졌어요. 누가 우유, 고기, 밀가루 때문이라고 하길래 아이가 좋아하는 음식들을 끊어가며 시도해봤는데 아이는 먹고 싶은 걸 못 먹어 힘들어하고 그렇다고 증상이 좋아진 것도 아니었어요. 또 알레르기 검사를 받아보라는 말을 듣고 병원에 갔더니 아이가 병원 입구에서부터 무섭다고 울어대는 바람에 한참 실랑이를 벌이다 겨우 달래서 들어갔어요. 그런데 새순처럼 여린 아이 팔에서 피를 뽑는 모습을 보니 마음이 너무 안 좋더라고요. 아토피 관리법 정말 제대로 좀 알고 싶어요. 너무 모자란 엄마라는 생각이 들어서 아이에게 미안해요.

-4세 남아를 둔 엄마-

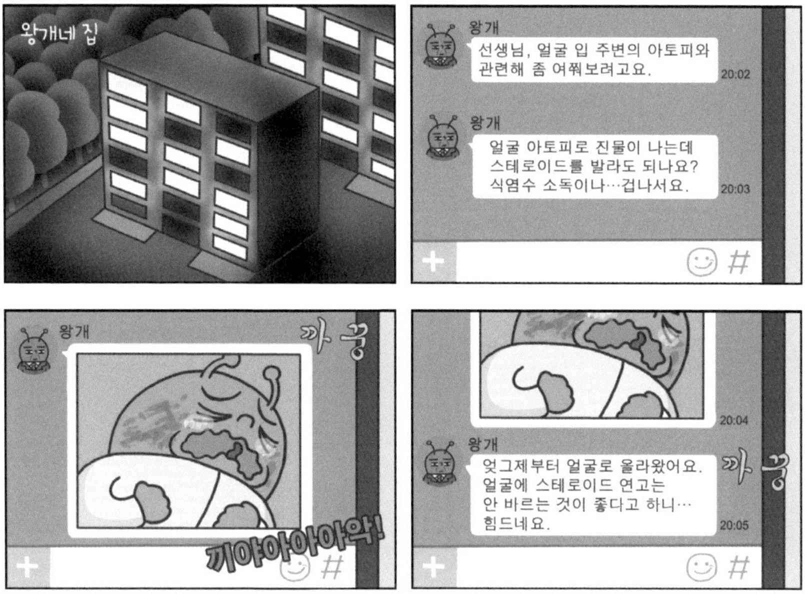

병원에 찾아오는 엄마들의 사연을 듣다보면 절로 위로의 말이 나옵니다. 아토피 자녀를 둔 저로서는 공감되지 않은 얘기들이 없지요. 너무 자책하지 말라며 우리 모두 아이를 처음 길러보는 초보 엄마라서 그렇다고 다독여줍니다. 엄마가 힘을 내야 합니다. 엄마의 몸과 마음이 건강해야 아이도 건강해집니다.

아토피는 주위 시선을 의식하게 해 피부 속 아이의 자존감에까지 상처를 입힙니다. 사람들은 아토피를 단순 피부 질환쯤으로 여기지만, 성장하는 아이들에게는 몸과 마음에 깊은 상처를 남깁니다. 게다가 잘 낫지 않고 증상이 반복되다 보니 질환을 앓는 아이뿐만 아니라 엄마의 마음까지 아프게 하지요. 하지만 너무 걱정 마세요. 특효약이 없다는 아토피도 충분히 좋아질 수 있습니다.

우리 아이들에게는 봄 같은 피부를, 엄마에겐 봄날의 햇살 같은 웃음을 안겨줄 아토피 예방법과 관리법에 대해서 이제부터 차근차근 알아보아요.

2. 눈꽃 같은 아이에게 아토피가 찾아오다

2010년 겨울. 눈꽃 같이 하얀 예쁜 아기가 태어났습니다. 사람들은 엄마 아빠가 의사니까 아무 걱정 없겠다고 얘기했지만 처음부터 육아에 능숙한 부모는 없습니다. 의학 지식이 실제 육아에 별로 도움이 되지 않는다는 사실을 매일 밤 선잠을 자가며 배웠습니다. 여느 부모와 마찬가지로 저도 초보 엄마일 뿐이었습니다.

지금 생각하면 얼마나 서툴렀는지 출산 후 산부인과에 입원해 있는 동안 아기가 응가라도 하면 신생아실에 쪼르르 달려가서 큰일이라도 난 것처럼 아기를 맡기곤 했죠. 퇴원하는 날 기저귀 갈 줄 모르는데 어떻게 하냐며 발을 동동 굴렀던 기억이 나요. 객관성을 잃은 건 남편도 마찬가지였어요. 출산할 때 양수가 먼저 터지는 바람에 혹시 감염되지는 않았는지 아기의 피검사를 해야 했어요. 700그램에 불과한 아주 작은 미숙아의 피검사도 능숙하게 해내서 다른 선생님이 못할 때 대신 혈관을 찾아주던 남편이었지만, 3킬로그램이 넘는 건강하고 혈관도 좋은 딸을 앞에 두고 손을 떨며 어쩔 줄 몰라 하더라고요.

저와 남편 둘 다 알레르기가 있습니다. 이런 경우 아기에게도 알레르기 질환이 있을 확률이 아주 높습니다. 모유수유가 알레르기 예방에 효과적이라는 정도만 알고 있던 저는 아기에게 열심히 모유를 먹이려했지만 초반에는 젖이 잘 나오지 않아서 얼마나 고생했는지 모릅니다. 대학병원 전공의로서 며칠씩 밤새는 일도 잘 참아내던 저에게도 모유수유는 아프고 힘든 일이었습니다. 엄마가 되어보니 그제야 환자가 보이더군요. 내 아이가 힘들어하는 모습을 보니 그간 진료실을 다녀간 엄마들이 건넨 한마디가 얼마나 절실했는지 고스란히 그 무게가 마음에 전해졌습니다. 모유수유는 열심히 노력한다고 다 되는 건 아니었습니다. 병원에 있던 수유 상담 선생님과 수유 자세도 바꿔보고 노력했지만, 새벽 동이 틀 무렵이 되어서야 수유량을 겨우 맞출 정도였지요. 아는 게 병이라고 아기가 울면 괜히 교과서에서 보았던 그 병이 아닌지, 컨퍼런스에서 봤던 그 케이스가 아닌지 호들갑을 떨며 걱정했어요. 피곤한 밤에 아이가 운다고 응급실로 달려오던 엄마들의 얼굴이 떠올랐습니다. 내 몸이 힘들어서 더 따뜻하게 대해주지 못한 게 미안했습니다.

의사인 저도 모유수유에 지쳐가다보니 엄마들의 육아 커뮤니티에서 정보를 찾게 되더군요. 육아는 지식이 아니라 경험이라고 다시 한 번 생각하게 된 계기였습니다.

다른 아이들은 빨리 크는데 우리 아이는 안 큰다고들 하죠. 저 역시 엄마가 되고 난 첫 1년이 참 더디기만 했습니다. 아이가 누워만 있어 계속 안아줘야 할 때는 목만 스스로 가눴으면 좋겠다고 생각했는데 막상 목을 가누게 되니 혼자 앉기만 해도 너무 좋겠다고 생각했죠. 또 혼자 앉게 되니 빨리 두 발로 걸어 다녔으면 좋겠다는 생각이 들더군요. 드디어 혼자 설 무렵, 예쁜 돌 사진을 남겨주기 위해 육아 박람회에 가서 여기저기 비교해보고 마음에 쏙 드는 베이비 스튜디오를 예약했어요. 박람회에 갔을 때 봐둔 앨범 속 사진처럼 예쁘게 찍을 생각을 하니 가슴이 두근거리기까지 했습니다.

돌 사진을 찍기 이틀 전, 아기의 얼굴에 빨간 발진이 올라왔습니다. 다행히 심한 상태는 아니었지만 우윳빛 피부 위로 번진 아토피 피부염에 억장이 무너지는 기분이었죠. 당직할 때에도 유축기와 젖병 소독기까지 싸들고 다니며 모유수유를 해온 노력이 물거품이 된 것 같은 느낌마저 들었습니다.

서둘러 스테로이드 연고를 꺼내어 발라줬습니다. 학창 시절 누차 배웠던 스테로이드 부작용이 떠올라 조심스럽긴 했습니다. 그래도 필요한 만큼만 쓰는 거니까 괜찮다고 스스로를 위로했죠. 약을 발라도 피부가 좋아지기에는 턱없이 시간이 부족했습니다. 결국 빨간 얼굴 그대로 사진을 찍을 수밖에 없었어요. 다행히도 사진은 스튜디오의 보정 과정을 거쳐 예쁜 앨범으로 만들어졌지만 아이 얼굴의 빨간 자국은 쉽게 사라지지 않았습니다. 처음에는 먹는 것이 원인인가 싶어 새로 먹이기 시작한 음식들을 끊어보기도 했지만 좋아지지는 않았어요.

그러다 불현듯 바디워시와 크림을 바꾸었다는 것이 떠올랐습니다. 아기가 태어난 후로 비교적 아기 피부에 안전하기로 정평이 나 있는 한 가지 크림을 계속 써왔는데, 크림이 떨어져 마트에서 아무거나 사서 썼던 게 화근이었습니다. 예전에 사용하던 크림으로 다시 바꾸었더니 피부는 금세 좋아졌습니다. 이후로는 여행을 떠날 때도 간편하다고 가지고 다니던 화장품 샘플보다는 그 크림을 꼭 챙기게 되었죠. 보습제만 신경 써도 좋아진다는 걸 눈으로 확인하고 아토피는 피부에 난 염증만 볼 것이 아니라 아이의 생활 전반을 살펴서 진단해야 한다는 것을 마음 깊이 깨닫게 되었습니다.

그 무렵 3개월간 제주도로 파견을 나가게 되었습니다. 3개월이나 아이와 떨어져 지낼 수가 없어 제주도에 작은 집을 구해 함께 데려갔는데 도착해보니 집안 군데군데 곰팡이가 많이 피어 있었어요. 곰팡이는 아토피 피부염에 좋지 않습니다. 역시나 며칠 있으니 스멀스멀 피부가 불긋해지더군요. 석 달 내내 곰팡이를 없애기 위해 환기에 신경을 썼던 기억이 나네요. 환기만 자주 시켜줘도 피부가 제자리로 돌아왔어요. 아토피는 약만으로 좋아질 수 있는 질환이 아니라는 것을 다시 한 번 생각하게 된 계기였습니다.

3. 엄마가 되어보니 아토피가 보인다

2013년 봄. 사랑스럽기 그지없는 천사가 또 한 명 저희를 찾아왔습니다. 아이가 한 명일 때의 조바심 내며 서툴던 모습은 여유로움으로 바뀌었어요. 하지만 신생아를 질투하는 첫째와 신생아 사이에서 엄마로서 중심 잡기가 쉽지 않았죠. 둘째 아이에게 모유수유를 하려 하면 엄마 품에 안겨버리는 첫째 아이 때문에 중간중간 분유를 먹여야 하는 시간도 있었죠. 근무 시간은 줄였지만 신경 써야 할 아이가 두 배가 된다는 건 정말 어마어마한 부담이었습니다. 첫째를 출산하고 나서는 산후 조리 한다고 무거운 것도 안 들고 몸을 아꼈는데 둘째를 낳고는 열흘 만에 이 떼쟁이 첫째와 산책을 다녀야 했어요. 밖에만 나서면 어찌나 잠이 잘 드는지 13킬로그램이나 나가는 아이를 안고 업고 집에 오는 일도 다반사였죠.

둘째 아이가 태어난 지 4개월째 되던 무렵, 달갑지 않은 아토피가 찾아왔습니다. 첫째 때와는 달리 환경적인 문제도 딱히 보이지 않았습니다. 원인이 무엇일까 한참을 고민했어요. 아이의 생활을 시간 단위로 나누어 분석한 결과, 분유 보충을 한 날 유독 증상이 심했다는 사실을 알게 되었습니다. 분유는 신생아 때부터 먹이던 거라 신경을 안 썼거든요. 원래 신생아 때에는 음식알레르기가 잘 생기지 않아요. 알레르기 반응은 보통 백일 전후로 잘 일어납니다. 초반에 먹던 음식을 몸에서 계속 지켜보다가 공격해야 할 물질이라고 판단하면 그제야 반응이 나타납니다. 아기 몸에서는 나쁜 건지 좋은 건지 판단하는 과정이 비교적 천천히 진행되기 때문에 이제까지 먹은 음식이 아무런 문제가 없다고 해서 안전하다고 속단하기 이릅니다.

둘째를 낳고 나서는 일하는 시간을 줄였어요. 하루에 출퇴근 시간까지 포함하여 5시간 정도 집을 비웠습니다. 4시간을 근무하니 도중에 모유를 유축하기는 시간이 애매했습니다. 하지만 아기는 중간에 한 번 먹어야 하는 시간이었죠. 중간중간 유축을 하는 날도 있었지만 그렇지 못한 날은 어쩔 수 없이 분유를 한 번씩 먹였는데 분유를 먹인 날은 증상이 심해졌어요. 제가 선택한 방법은 밤중 수유를 할 때 한 쪽만 먹고 잠드는 일이 많으니 남은 쪽을 유축해서 중간에 먹을 모유를 준비해두는 것이었습니다. 한 밤에 일어나서 유축까지 한다는 게 쉽지는 않았지만 아토피 피부염으로 빨개진 아이 얼굴을 보면 다시 힘을 낼 수 있었어요. 결국 완전 모유수유로 방향을 틀고 나니 예전의 말간 피부로 다시 돌아오더군요.

2016년 봄에는 아기 토끼같이 귀여운 막내가 태어났습니다. 워낙 아이들을 좋아해서 결혼 전부터 세 명은 낳았으면 했는데 막상 두 아이 엄마가 되고보니 그 사이에서 균형 잡기가 쉽지 않았기에 셋째는 정말 많이 고민하고 결심한 끝에 낳은 아기예요. 이렇게 셋째 아이가 태어나자 우려했던 둘째의 질투를 피해갈 수 없었어요. 그런데 첫째 아이가 막내를 너그러운 마음으로 챙기더군요. 집 안은 두 배로 시끄러워졌고 네 배로 난장판이 되었습니다.

지긋지긋한 아토피는 셋째 아이에게도 시작되었습니다. 셋째 역시 모유수유 중간에 부족할 때 먹이는 분유가 원인이라는 생각이 들었죠. 하지만 일과 세 아이 육아를 병행하면서 충분한 양의 모유를 유축하기란 체력적으로 쉽지 않더라고요. 그러던 중 학회에서 아토피에 대한 강의를 들었습니다. 분유는 저알레르기 분유인 HA 분유를 권장한다는 내용이 나왔습니다. 알고 있던 내용이었음에도 왜 실제 먹여볼 생각을 하지 못했을까. 이후 분유를 바꾸었더니 전보다 좋아지는 모습을 볼 수 있었습니다.

저희 부부는 의사입니다. 하지만 저희도 아이에게 아토피가 생겼을 때 곧바로 그 원인을 찾아내지는 못했습니다. 물론 우리 아이의 일이다보니 오히려 객관성을 잃고 허둥댄 적도 많습니다. 그보다 아토피는 원인이 워낙 다양해서 아이의 생활 전반을 하나하나 따져보지 않으면 근본적인 원인을 알아내기가 참 어렵습니다. 병원진료와 처방은 증상 완화에 도움이 됩니다. 하지만 보다 근본적인 치료를 위해서는 생활 전반의 관찰과 추적을 통해 정확한 원인을 찾아내는 노력이 병행되어야 할 것입니다.

추천사

아이가 아프면 부모의 가슴은 미어집니다. 저희 아이 역시 아토피를 피해갈 수 없었습니다. 주변 동료들과 대화해봐도 아토피로 고생하는 아이들이 상당히 많더군요. 병원의 짧은 진료 시간이 아쉬워 아토피에 대한 정보를 찾다 보면 온통 광고뿐이라 어디까지 받아들이고 어떤 내용을 걸러내야 할지 몰라 늘 아쉬웠습니다. 도움 되는 책이 있었으면 했는데《의사 엄마의 아토피 수업》이 출간된다는 소식을 듣고 참 반가웠습니다.

처음 이 책을 받아들었을 때 육아와 진료를 병행하면서 언제 시간을 내서 이렇게 썼는지 깜짝 놀랐습니다. 그런데 막상 읽어보니 알겠더군요. 왜 써야만 했는지를 말이죠. 의사가 아닌 세 아이의 엄마로서 고민한 흔적이 페이지 곳곳에 역력하더군요.

무심결에 프롤로그를 읽어 내려가다 가슴이 울컥했습니다. '나만의 이야기가 아니었구나'하는 데서 오는 공감과 위로의 말 한마디에 순간 눈시울이 뜨겁게 달아오르더군요. 아이를 키우는 처지에서 모든 엄마가 공감할 내용들이었습니다.

자칫 어렵게 느껴질 수 있는 의학정보도 진료실에서 의사 선생님이 차근차근 설명해주는 것처럼 쉽게 쓰여 있어 의사 엄마로서의 따뜻한 감성이 느껴졌습니다. 독자에 대한 배려로 에세이처럼 쉽게 읽히면서도 정서적인 위로까지 받게 되니 육아하는 저에게는 참 귀한 책입니다. 늘 곁에 두고 필요할 때마다 찾아보기 좋은 책입니다. 감동적이고도 유익한 책을 만난 것 같아 이 책을 써준 저자님께 엄마로서 감사드립니다.

KBS 아나운서 이정민

차 례

Chapter. 2
아토피피부염 진단 검사

Chapter. 3
음식 조절

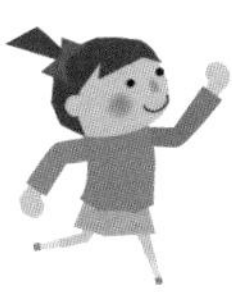

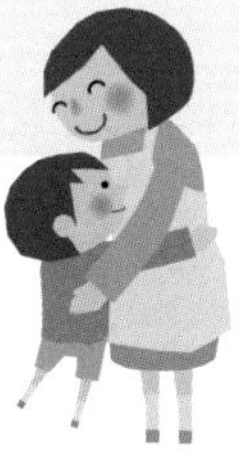

Chapter. 4
아토피 치료

Chapter. 5
가려움증

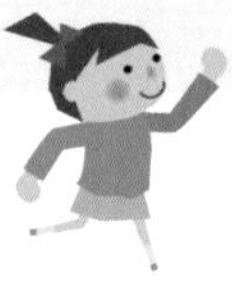

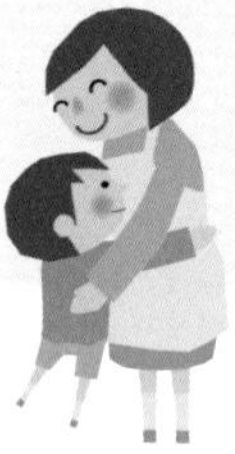

Chapter. 6
치료보다 중요한 관리

Chapter. 7
건강기능식품

Chapter. 8
환경관리

Chapter. 9
스트레스 관리

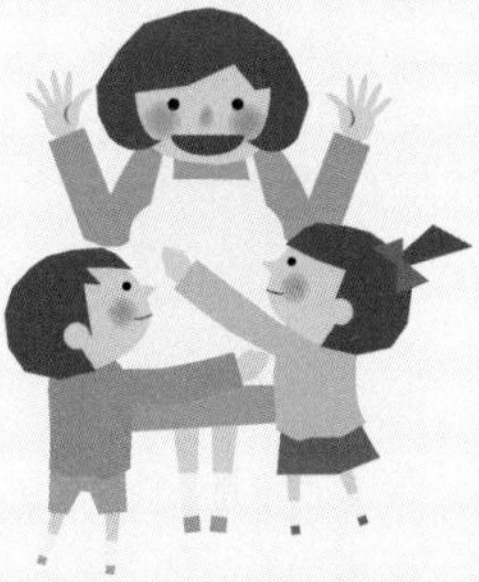

Chapter
1

아토피
제대로 알아야 잡는다

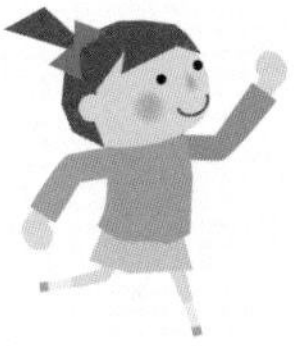

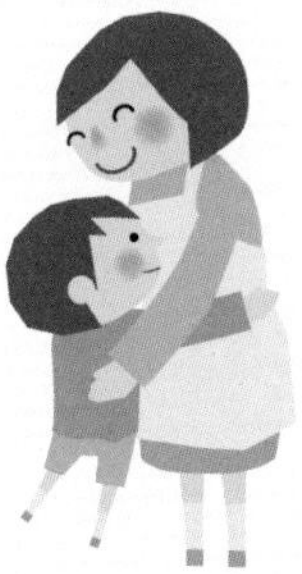

1-1

이게 아토피인가요?

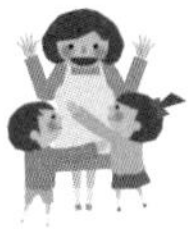

사례

생후 6개월 된 라임이가 정기 예방접종을 하러 왔습니다. 포동포동한 볼에 귀엽게 웃어주는 눈이 예쁜 아기이지요. 그런데 오늘은 유난히 울긋불긋한 볼이 눈에 띕니다. 손으로 살짝 만져보니 안 그래도 아기의 피부 때문에 계속 신경이 쓰이던 라임이 엄마가 묻습니다. "선생님, 혹시 이게 아토피인가요? 돌 전까지는 아토피인지 정확히 모른다던데"하며 말끝을 흐립니다.

아이의 피부 문제로 병원을 찾아온 부모님들은 "아토피인가요? 태열인가요?"라는 질문을 주로 많이 합니다. 태열은 예전 동의보감에 언급된 개념으로 돌 전 아기의 양성 알레르기성 피부질환을 통칭하는 용어입니다. 쉽게 말해 아기들 피부가 좀 이상하면 대부분 태열로 분류했다고 합니다. 태열은 동양의학 분야의 한의학적 명칭입니다. 태열이라는 개념에 땀띠, 아토피, 침독 등이 모두 포함된답니다.

비슷하게 쓰이는 용어들을 좀 살펴볼게요. 땀띠란 땀이 많이 나는 부위가 땀 배출이 원활하지 않아 빨갛게 변하는 피부 질환을 말하는데, 특히 살이 많아서 접히는 부분에 주로 발생하고 옷을 너무 덥게

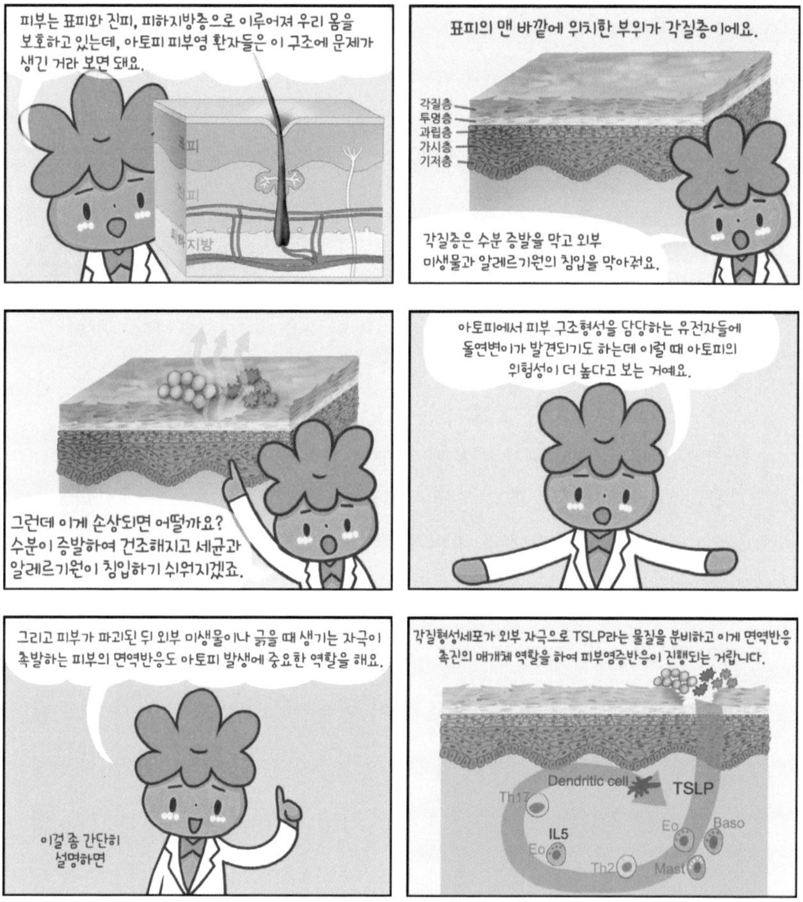

입혔을 때도 생길 수 있어요. 침독은 아기가 침을 많이 흘리면서 생기게 되는 입 주위 피부염이에요. 침 속의 성분들에 의해 발생하는 접촉성 피부염으로 생각해볼 수 있을 것 같아요. 이유식을 시작하면서 이유식에 들어간 음식들 때문에 생기기도 하지요.

쉬운 용어 정리

- 땀띠: 땀이 잘 배출되지 않을 때 빨갛게 변하는 피부 질환을 말합니다.
- 침독: 침을 많이 흘리는 아기의 입 주위에 생기는 접촉성 피부염을 말합니다.

그럼 아토피 피부염의 개념에 대해 자세히 알아볼게요.

아토피 피부염은 알레르기 질환의 한 종류예요. 알레르기 질환은 식품알레르기, 아토피 피부염, 천식, 알레르기 비염이 대표적인데요, 나이에 따라 순차적으로 나타나는 경우가 많습니다. 알레르기 질환은 유전적 성향이 강하기 때문에 꼭 아토피가 아니더라도 알레르기 질환 중 어느 하나라도 부모에게 있다면 아이도 알레르기 질환을 앓게 될 가능성이 높아요. 아빠의 비염이 아기의 아토피로 이어지듯 말이죠. 어렸을 때 심한 아토피 피부염이 있다가 커가면서 없어지는 경우가 많지만 성인 아토피로 쭉 이어지는 경우도 적지 않습니다. 아토피는 환경적 요인에 의해 쉽게 재발할 수 있는 만큼 지속적인 관리가 중요하답니다.

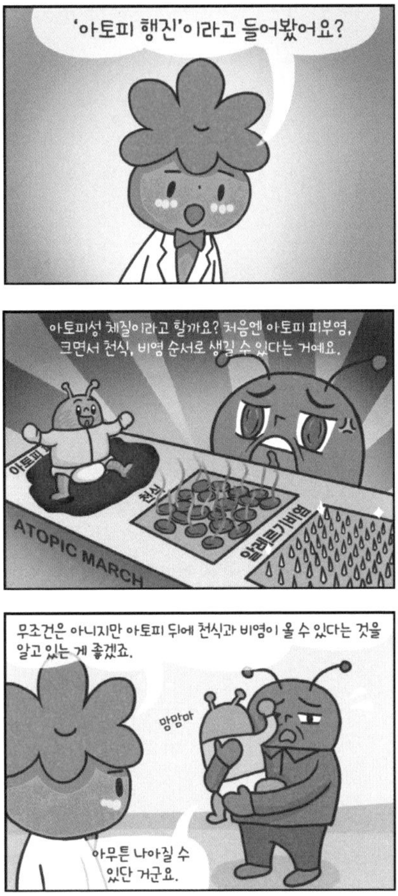

Tip

알레르기 제대로 알자

우리 몸은 외부로부터 유입되는 나쁜 물질을 방어할 수 있는 능력이 있습니다. 나쁜 물질이 몸속에 들어오게 되면 그것을 적군으로 인지하고 공격합니다. 공격하는 과정에서 발생하는 증상으로는 이열, 기침, 콧물, 고름 등이 있습니다.

체내로 들어온 물질을 제대로 공격하기 위해서는 그것이 적군인지 아군인지를 구별해야 합니다. 적군에 대한 정보는 엄마 뱃속에서 배워오기도 하고 모유를 통해 얻기도 하며, 이것을 '신생아 면역'이라고 합니다.

생후 3개월 뒤에는 스스로 적군과 아군을 구분하기 시작합니다. 처음부터 적군을 구별해내기란 결코 쉽지 않습니다. 그래서 적군이 들어와도 이게 적군인지 아군인지 몰라 우왕좌왕하다가 공격 시기를 놓쳐 병에 걸리기도 합니다. 적군이라고 미리 알려주는 것이 바로 예방접종입니다. 예방접종을 통해 우리 몸은 적군의 생김새를 미리 학습할 수 있습니다. 그래서 실제 적군이 나타나면 그 적군이 우리 몸에서 세력을 불리기 전에 바로 공격할 수 있는 것이지요.

그런데 간혹 적군이 아닌데 적군이라고 오해하는 경우가 있습니다. 이를테면 달걀이 우리 몸에 처음 들어왔을 때 이건 뭐지? 하며 경계하게 됩니다. 대부분의 몸에서는 괜찮은 것이라고 판단합니다. 그래서 달걀을 먹어도 괜찮은 것이지요. 하지만 간혹 달걀을 지켜보다가 이건 나쁜 것이라는 딱지를 붙이는 경우도 있습니다. 나쁜 것이라는 이름표가 붙는 순간부터 몸속에 달걀이 들어오면 공격하기 시작합니다. 대개는 음식을 처음 먹은 날 알레르기가 일어나는 것이 아니라 몇 번 먹어본 후에 알레르기 반응이 나타납니다. 우리 몸이 적군과 아군을 판단할 시간이 필요하기 때문입니다. 물론 처음 본 순간 다른 것과 착각을 하여 공격하는 일도 있습니다. 그런 경우는 즉시 알레르기 반응이 나타나기도 합니다.

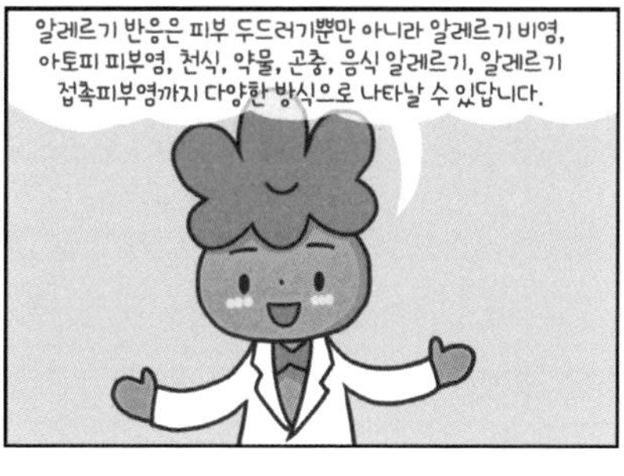

1-2

아토피 피부염의 진단 기준

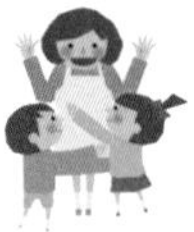

분명 같은 아이인데도 어느 병원에서는 아토피 피부염이라 진단하고 또 다른 병원에서는 아직 그 단계는 아니라고 합니다. 아토피 피부염에 대한 진단이 병원마다 조금씩 다른 이유는 현재까지 명확한 검사 기준이 없기 때문이에요. 이를테면 피검사로 측정한 공복혈당 수치라든지 당화혈색소 수치 기준에 따라 당뇨병 진단을 내리고, 혈압계로 측정한 혈압 수치가 얼마 이상이면 고혈압이라고 진단내릴 수 있는데 아토피 피부염은 검사를 하더라도 뚜렷한 수치상의 기준이 없습니다. 그렇기 때문에 아토피 피부염의 진단은 몇 가지 기준을 정해서 그 기준에 맞는지의 여부를 통해 판단하게 된답니다.

아토피 피부염의 대표적인 증상은 가려움입니다. 밤에 많이 가려워하고 자주 긁다보니 늘 피부에 상처가 나 있습니다. 병변의 모양과 분포는 상당히 특징적인데 연령에 따라 조금 다르답니다. 그리고 다른 알레르기성 질환이 동반되었거나 가족력이 있는 것도 주요 진단 기준에 들어갑니다. 아토피가 유전적 성향이 강한 알레르기 질환이기 때문입니다. 아토피 피부염의 진단에는 나이에 대한 기준이 들어가 있지 않습니다. 다만 돌 전에 발생한 아토피 피부염은 돌이 지나면서 없어지는 경우가 많기 때문에, 굳이 아토피 피부염이라고 진단 붙이지 않고 영아 습진이라 부르기도 합니다.

아토피의 진단 기준은 학회마다 조금씩 다릅니다. 여러 진단 기준이 있지만, 여기에는 2006년 대한피부과학회에서 제시한 한국인 아토피 진단기준을 다음과 같이 표로 정리했습니다. 진단 기준은 주소견 3가지와 부소견 14가지로 구성되어 있습니다. 이 중에 주소견 2가지 이상, 부소견 4가지 이상이 해당되면 보통 아토피 피부염이라고 진단합니다. 간단히 진단할 수 있는 사항이니까 직접 한번 해보길 권합니다.

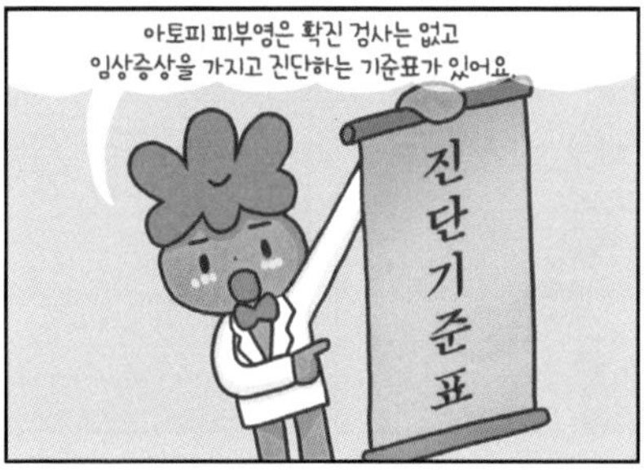

아토피 진단기준

주소견

- □ 가려워해요.
- □ 전형적인 피부병변의 모양과 분포
  - –2세 미만: 얼굴, 몸통, 펴는 쪽
  - –2세 이상: 얼굴, 목, 접히는 쪽
- □ 아이에게 다른 알레르기가 있거나 가족 중 알레르기가 있는(또는 있었 던) 사람이 있어요.
  - – 알레르기: 음식알레르기, 천식, 알레르기 비염, 아토피 피부염

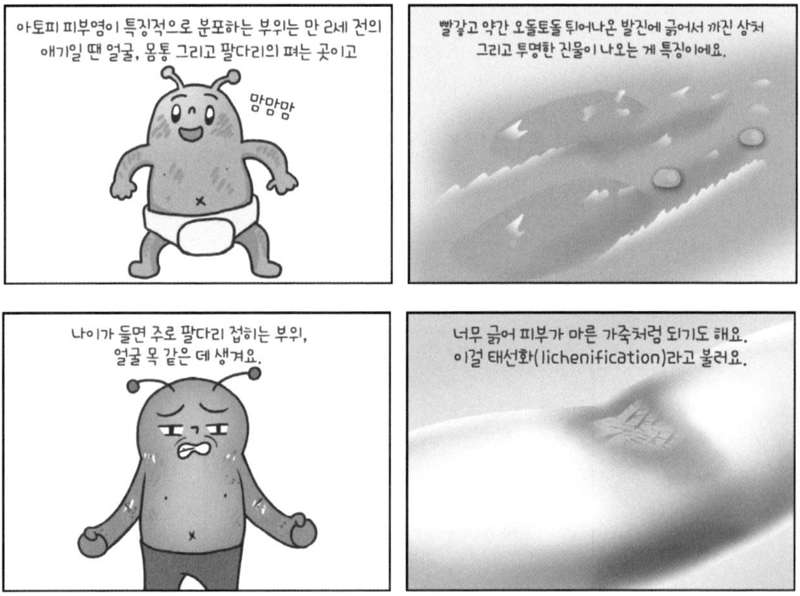

부소견

- □ 피부 건조증
  피부가 전반적으로 많이 건조해요.
- □ 백색 비강진
  얼굴이나 목, 몸에 생기는 버짐 같은 하얀 반점이 있어요.
- □ 안면 홍조 또는 안면 창백
  얼굴이 붉거나 하얗게 변해요.
- □ 눈 주위의 습진 또는 착색
  눈 주위에 붉고 거칠한 습진이 있거나 피부가 어둡게 변해요.
- □ 귀 주위 습진
  귀 주위가 붉고 거칠거나 귀밑이 찢어져 피가 나기도 해요.
- □ 구순염
  입술 주위에 염증이 생겨요.
- □ 비특이적인 손 또는 발의 피부염
  손, 발에 달리 설명할 수 없는 애매한 피부염이 생겨요.
- □ 두피 비듬
- □ 모공 각화증
  피부가 닭살 같이 오돌토돌 돋아나요.
- □ 발한 시 소양증
  땀을 흘린 후에 가려워해요.
- □ 백색 피부 묘기증
  피부를 손톱으로 가볍게 문질렀을 때 하얗게 변해요.
- □ 즉시형 피부 시험에서의 양성 반응
  피부단자 검사에서 반응이 나타나요.
- □ 혈중 IgE 증가
  피검사에서 IgE의 수치가 높게 나와요.
- □ 피부 감염증
  농가진, 어루러기 같은 감염이 잘 일어나요.

위의 표에서 우리 아이에게 해당하는 사항에 체크해보세요.

1-3

신생아의 아토피 피부염

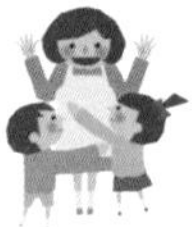

신생아의 피부는 각질이 잘 일어나고 거칠거칠합니다. 특징적인 모양과 분포를 보이는 아토피 피부염은 빠르면 생후 한 달이 지나면서 나타나기도 하는데요, 초반에는 노랗게 각질이 끼는 것 같이 보이는 지루성 피부염과 비슷해 보일 수 있지만 100일 정도 되면 아토피 피부염일 수 있겠다 싶을 만큼 증상이 뚜렷해집니다. 두 돌 전 아기인 경우에는 얼굴을 중심으로 많이 나타납니다. 어떤 교수님은 아기 얼굴이 깨끗하면 아토피 피부염이 아니라고 봐도 된다고 하셨을 정도로 얼굴에 자주 나타납니다. 뺨에 마치 볼터치라도 한 듯 동그랗고 빨갛게 나타나는 경우가 대부분이에요. 우리나라 아기들은 특히 귀 쪽에도 많이 생깁니다. 진료를 하다보면 귀밑에서 진물이 나거나 찢어져서 피딱지가 맺히는 아기도 종종 볼 수 있습니다.

그 외 신체 어느 부위에서도 나타날 수 있는데 아기의 경우 조금

특징적인 것이 팔꿈치와 무릎의 펴는 부위에 나타난다는 점입니다. 큰 아이나 성인에서 구부리는 안쪽에 흔히 나타나는 것과는 다른 양상입니다.

입 주변에도 생길 수 있는데, 이가 나기 시작하면서 침을 많이 흘리거나 침과 이유식이 입주위로 번지면서 접촉성 피부염이 잘 생깁니다. 침에도 세균이 많습니다. 아기 피부는 약하기 때문에 입 주위를 계속 자극하게 되면 곧잘 피부염이 발생합니다. 아주 어린 아기들은 가려워도 긁을 수가 없기 때문에 울며 보챕니다. 가려움증은 특히 밤에 심해지기 때문에 잠자는 시간에 많이 심해지고 깊이 잠들지 못하고 자주 깨게 됩니다.

이 시기 아기들의 아토피 피부염은 음식과 깊은 관련이 있습니다. 저희 둘째와 셋째도 그랬지요. 보통 생후 3개월 이후부터 분유 알레르기가 가장 먼저 시작됩니다. 그래서 영아기 아토피 피부염이 있는 아기의 부모님께 저알레르기 분유인 HA 분유로 바꾸도록 권장합니다. 부모님들께서는 신생아 때부터 먹인 분유이고 이전까지 별다른 이상 반응을 보이지 않았는데 굳이 저알레르기 분유로 바꿔야 하냐고 묻습니다.

음식알레르기는 먹자마자 나타나지 않습니다. 처음에는 몸에서 의심 없이 받아들이다가 어느 순간 '이건 좀 이상한데?'하며 의문을 가지고 우리 몸이 나쁜 물질로 판단하게 되면 그때부터 알레르기 반응을 일으키게 됩니다. 이 과정을 '감작'이라고 합니다.

그렇기 때문에 분유가 알레르기의 원인이라 해도 초기에는 반응이 나타나지 않습니다. 알레르기가 나타난 이후에 분유를 바꿔줘도 증상이 좋아지는 것을 볼 수 있습니다. 분유 알레르기에 대한 걱정으로 콩분유나 산양 분유를 먹이는 분도 있는데요, 아기의 영양을 채워주기 위한 구성 성분으로는 일반 분유가 더 우수합니다. 또한 분유 알레르기가 있는 아이들 중에는 콩분유나 산양 분유에 알레르기 반응을 보이는 경우도 종종 있습니다. 일단 분유 알레르기가 의심된다면 단백질을 가수 분해하여 알레르기 발생을 줄여주는 저알레르기 분유를 사용하는 것이 좋습니다. 그래도 가장 좋은 건 역시 모유이지요. 모유와 분유에 대해서는 뒤에서 자세히 다루겠습니다.

1-4

신생아의 두피지루

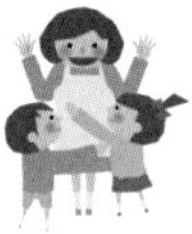

아기들이 태어난 후 피부에 있는 노란 딱지들을 보면 깜짝 놀랄 수 있습니다. 이것을 신생아 지루피부염이라고 합니다. 아기가 태어난 직후, 엄마에게 받은 호르몬의 영향으로 피지가 과잉 분비되어 얼굴에 노란 딱지가 생기는 경우이지요. 보통 한 달 이내에 없어집니다.

이후 100일 즈음에 두피에 지루피부염이 생기는 일도 있어요. 일반적으로 6개월까지는 심해질 수 있지만 대부분 돌이 되기 전에 없어집니다. 비듬이나 각질이 올라오듯 살짝 올라오는 예가 대부분이지만 심한 경우에는 거북이 등껍질이나 가뭄에 마른 논바닥이 갈라지듯 딱딱하고, 노란 딱지가 덕지덕지 붙기도 합니다. 이때 생긴 딱지를 억지로 떼어내면 피부가 약해서 자칫 상처가 날 수 있습니다.

치료는 스테로이드를 바르면 빠르게 좋아집니다. 로션이나 연고는 사용하기 불편해 보통 액상 스테로이드를 처방합니다. 뭐든 약 없이 회복하는 게 가장 좋은 방법이기 때문에 아주 심하지 않으면 약은 거의 처방하지 않습니다.

약을 쓰지 않고 피부를 진정시키고자 한다면, 목욕하기 20~30분 전에 머리에 찐득한 크림이나 오일을 발라두었다가 미온수로 흘려주듯 가볍게 씻으세요. 이때 딱지를 벗겨낸다는 생각으로 세게 문지르면 상처가 날 수 있으니 물을 흘려주며 부드럽게 마사지하는 정도로 씻으면 됩니다.

신생아 두피지루 전용으로 나온 제품도 있답니다. 아기 얼굴과 두피에 있는 노란 딱지가 자연스럽게 잘 떨어지고 자극적이지 않아서 안전하게 사용할 수 있습니다. 불필요한 각질만 선택적으로 녹이는 피부 보호 성분이 함유되어 자극 없이 각질만 부드럽게 제거합니다. 피지가 잘 녹을 수 있게 샤워 전 30분 정도 마사지한 후 씻어주면 피부 자극 없이 깔끔하게 없앨 수 있어요. 머리에 무언가를 덕지덕지 발라주면 특유의 느낌 때문에 아기가 거부감을 갖거나 귀찮아할 수 있지만, 부드럽게 마사지하듯 발라준다면 거부감 없이 쉽게 바를 수 있습니다.

1-5

아토피 피부염은 돌 지나면 좋아진다던데

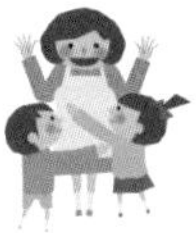

보통 아토피 피부염이 있는 아기들은 일차적으로 돌을 전후해서 많이 좋아진답니다. 음식알레르기도 돌 즈음해서 좋아지다 보니 음식알레르기와 연관된 아토피의 경우도 증상이 함께 개선되기 때문입니다. 그 다음으로 두 돌 무렵에 대부분 좋아지죠. 하지만 두 돌이 지났는데도 아토피 피부염이 사라지지 않고 오히려 심해졌다면 만성화 단계로 접어들 수 있습니다.

어린 아기들의 아토피 피부염은 빨갛고 오돌토돌하게 올라오는 게 보통이지만, 여기서 더 심해지면 진물이 나와요. 그리고 만성화에 이르면 좀 더 건조한 형태로 나타납니다. 거칠거칠하고 각질이 하얗게 떨어지게 되는 것이죠. 오랜 시간에 걸쳐서 점점 피부가 두껍고 단단해지는 상태가 되기도 합니다. 어둡게 색소 침착도 생겨

얼핏 보면 씻지 않아서 더러운 것처럼 보이기도 합니다. 전에 팔꿈치나 무릎 펴는 쪽에 많이 생겼다면, 크면서는 굽히는 쪽에 더 많이 생기게 됩니다. 아기 때에는 가려워도 제대로 긁지 못하지만 이 시기에는 스스로 긁다보니 피부 상태가 더 나빠집니다. 주로 밤에 많이 긁게 되고 약해진 피부를 지저분한 손톱으로 긁다보니 감염이 많이 일어나요. 그래서 농가진(impetigo)도 많이 발생합니다.

1-6

아토피 피부염이 아닐 때 안심해도 되는 걸까?

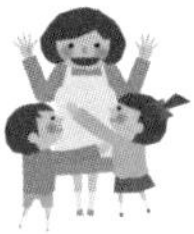

아토피 피부염이 맞는지 물어보는 부모님들의 특징은, 아토피 피부염이라고 하면 마치 억장이 무너지는 표정을 짓고, 아니라고 하면 무척 안심하는데요, 아토피는 단순히 진단 기준에 해당하는지 해당하지 않는지가 중요한 것이 아닙니다. 기본적으로 알레르기성 피부 질환이 있는 상태에서 현재 증상의 정도에 따라 진단이 내려지기 때문입니다. 비만의 기준이 체중 상위 95퍼센트 이상이라고 했을 때, 95퍼센트이면 심각한 상황이고 94퍼센트이면 안심해도 되는 상황은 아니라는 의미입니다.

알레르기성 피부 질환을 기본적으로 가지고 있는 상태에서 증상이 어떤 형태로 나타나느냐에 따라 진단명을 붙이지만 이후에 어떤 형태로 바뀔지는 알 수 없답니다. 따라서 알레르기성 피부 질환이 있는 경우 아토피 진단기준에 딱 들어맞지 않더라도 향후 더 심해질 수 있다는 사실을 기억하고 꾸준히 관리해주는 것이 필요합니다.

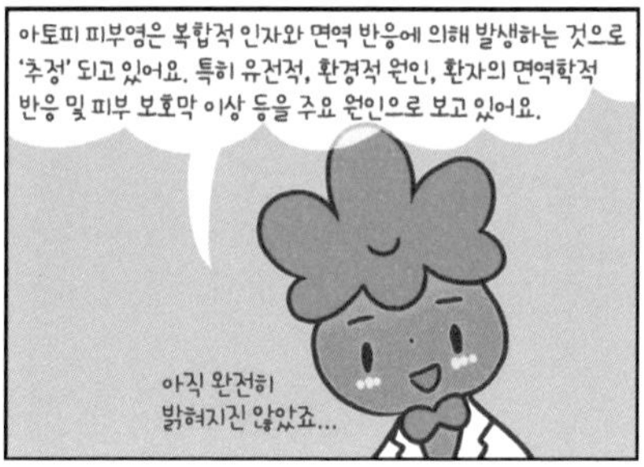

1-7

완치될 수 있을까?

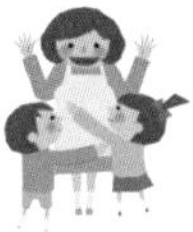

아토피 피부염은 내가 뭘 잘 해서 완치되는 병이 아니에요. 관리하면 좋아질 수는 있지만 기본적으로 피부가 약한 편이기 때문에 스트레스라든지 환경, 또는 나이가 들어감에 따라 언제든 다시 증상이 나타날 수 있답니다. 지금 괜찮더라도 어느 순간 심해질 수 있고, 지금 심하더라도 어느 순간 깨끗하게 없어질 수도 있어요. 진단 기준에 맞춰보는 것도 좋지만 그보다 중요한 건 항상 피부에 좀 더 신경 쓰면서 관리해나가는 거랍니다.

보통 아토피로 마케팅을 하는 곳에서는 환자들이 나한테 치료를 받아서 또는 내가 판매하는 제품을 사용했기 때문에 완치되었다고들 합니다. 하지만 그 사람의 아토피는 좋아질 때가 되어서 좋아진 것입니다. 대부분 시간을 끌면 좋아집니다. 또 좋아진 사람들이 주로 후기를 남기게 되니 그 후기로 홍보를 하게 되지요. 이것이 범람하는 후기를 무작정 믿으면 안 되는 이유입니다.

가장 좋은 아토피 완치법이란 있을 수 없습니다. 저 역시 완전히 치료해줄 테니 저만 믿고 따라오라고는 말하지 않습니다. 다만 그냥 두면 피부 손상이 너무 심해질 수 있기 때문에 증상이 좋아질 때까지 피부장벽을 탄탄하게 만들어 피부의 회복을 도와주려는 것입니다.

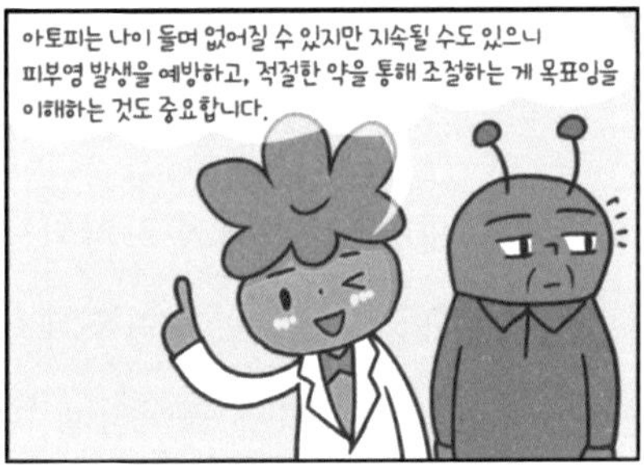

Chapter
2

아토피피부염 진단 검사

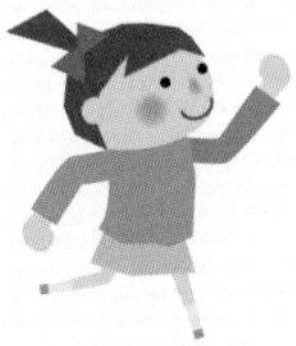

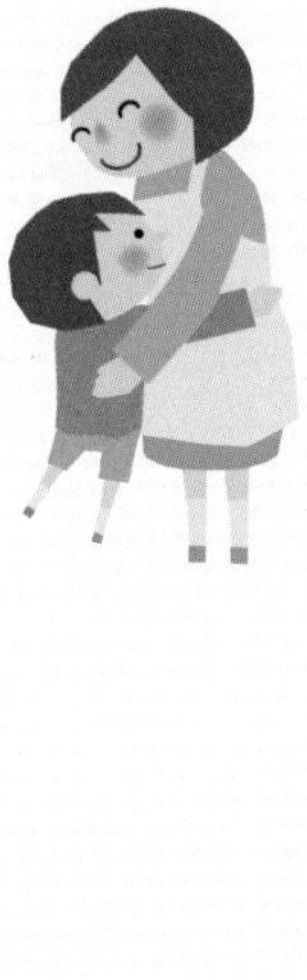

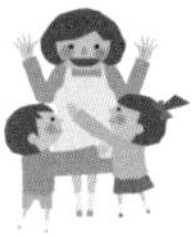

아토피 피부염은 가려움증이 심하고 특징적인 피부 병변 분포를 보이는 알레르기 성향이 있는 피부 질환이죠. 뚜렷한 진단 기준이 될 만한 객관적인 검사 방법이 없기 때문에 진단 기준에 따라 진단을 하게 된다고 앞에서 언급하였는데요, 뚜렷한 진단 목적은 아니더라도 도움이 될 수 있는 검사는 있답니다. 이를테면 알레르기 질환의 근본적인 호전을 위해서는 알레르기를 일으키는 원인인 알레르겐을 없애는 것이 중요한데, 우리 아이에게 아토피를 일으킬 가능성이 있는 물질은 무척 다양하거든요. 보통 어린 아이는 우유나 달걀 같은 음식에 대해 알레르기가 많아요. 큰 아이나 성인은 진드기나 꽃가루, 동물의 털 같은 환경적 원인으로 알레르기가 있는 경우가 많고요. 그래서 원인물질이 무엇인지에 대한 검사를 해볼 수 있어요.

물론 모든 검사가 필수인 건 아니에요. 다만 이런 검사들이 있으니 원하면 시도해볼 수 있다는 정도로 이해하면 돼요. 상황에 따라 적합한 검사가 다르니 자세한 건 주치의 선생님과 상의해보세요.

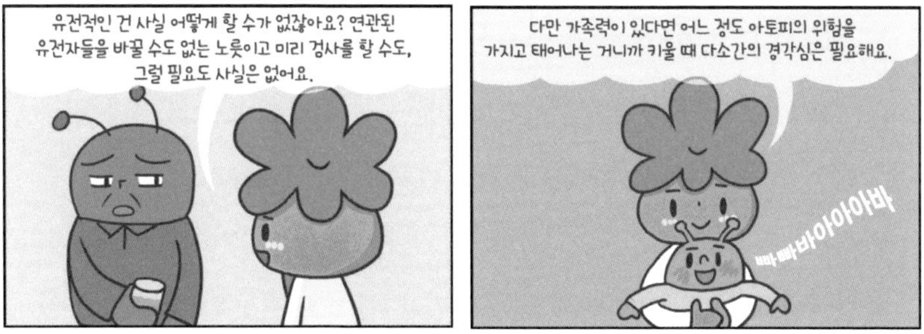

2-1

피부단자 검사가 뭐죠?

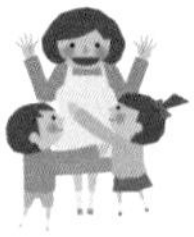

피부단자 검사는 피부에 직접 해볼 수 있는 검사예요. 원인이 될 수 있는 물질들이 들어 있는 액체를 등이나 팔에 한 방울씩 떨어뜨리고 그 위를 바늘로 살짝 긁어내듯이 찌른 후 20분 정도 기다립니다. 아이에게 알레르기를 일으키는 원인물질이 있는 자리는 빨갛게 부어오르면서 가려워지기 시작합니다. 제대로 검사 결과가 나오는지 확인하기 위해 생리식염수와 히스타민(histamine)을 함께 사용해 검사하는데요, 생리식염수를 떨어뜨린 곳이 부어올랐으면 바늘이나 다른 원인 때문일 수도 있어서 검사 결과를 믿기 어렵습니다. 생리식염수 부분은 괜찮은 상태에서 한 방울씩 떨어뜨린 원인물질에서 반응이 나타난다면, 그것이 바로 그 아이에게 해당되는 알레르기 반응이니 그 물질이 무엇인지 확인합니다. 원인이 될 수 있는 물질들을 떨어뜨렸던 곳과 히스타민을 떨어뜨린 곳의 빨갛게 부어

오른 병변의 크기를 비교하여 판단하게 됩니다.

이 검사는 안전하고 결과가 빨리 나온다는 장점이 있지만 알레르기 약을 먹고 있는 경우에는 시행할 수 없다는 단점이 있어요. 또한 20분 동안 움직이지 않고 가만히 기다려야 하기 때문에 너무 어린 아이는 받을 수가 없답니다. 겁이 없고 차분한 아이라면 5~6살 정도에서도 충분히 협조를 이끌어낼 수 있어요. 하지만 바늘로 20여 번을 살짝 긁어야 하기 때문에 바늘만 봐도 무서워하는 아이에게 실시하기란 그리 쉽지 않습니다.

이 검사에서 원인이 아니라고 나온 건 정말 원인이 아닌 경우가 대부분이에요. 하지만 검사에서 원인이라고 나온 것들이 정말 원인인지는 다시 한 번 확인해봐야 해요. 특히 음식에 대한 양성 반응은 해당 음식물로 직접 검사하여 판단해야 합니다. 음식물에 대한 이야기는 뒤에서 다시 한 번 할게요.

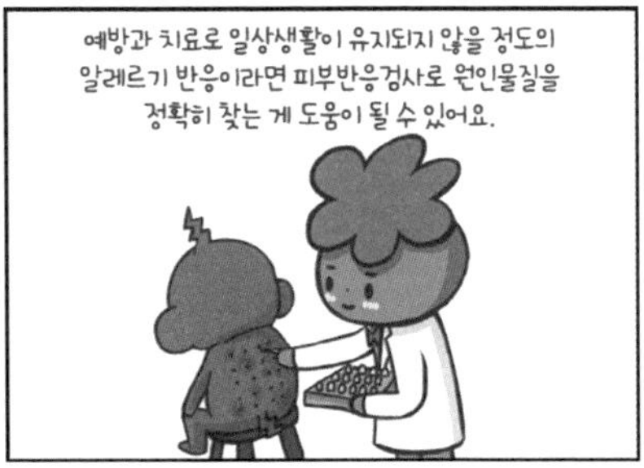

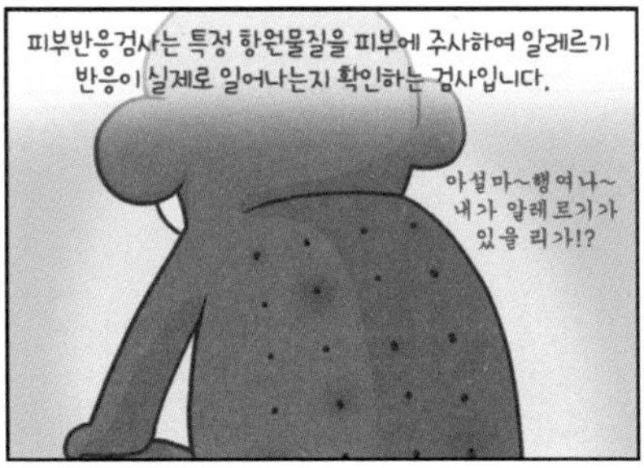

2-2

혈액 검사, 꼭 해야 하나요?

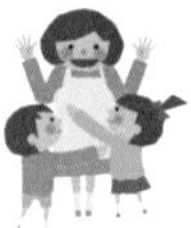

일단 아토피피부염 환자는 피검사에서 IgE가 증가되어 있는 경우가 종종 있어요. 이건 혈액 안에 있는 면역글로불린 E인데요, 아토피 진단기준의 부소견 중 하나이지요. 부소견인 만큼 꼭 필요한 검사는 아니지만 IgE가 증가되어 있는 환자는 뚜렷한 원인에 의해 아토피 피부염이 생겼을 가능성이 높다는 걸 의미해요. 또한 다른 알레르기 질환인 음식알레르기나 천식, 비염 등이 함께 생길 수 있으니 주의해야 해요.

피검사로 특이항원을 검사해볼 수도 있어요. 이것은 알레르기 약을 먹고 있더라도 가능한 검사예요. 그리고 아기들에게도 실시할 수 있는 검사라는 장점이 있답니다. 다만 이 피검사 역시 원인물질이 특히 음식물 같은 경우 정확히 일치하지 않는 예도 많으니까 검사를 참고하여 음식알레르기 검사를 진행해보는 것이 좋아요.

Q&A

Q1. IgE가 뭔가요?

우리 몸에는 여러 종류의 면역글로불린이 있습니다. 이는 항체라고도 하지요. 면역글로불린은 경찰의 탐지견 같은 역할을 합니다. 몸 밖에서 나쁜 물질이 들어오면 가장 먼저 알아보고 달려가게 됩니다. 이후 경찰과 같은 역할을 하는 백혈구 등을 불러와서 그 물질을 공격하게 돕는답니다. 면역글로불린은 여러 가지 종류가 있어요. IgM은 감염원이 들어왔을 때 가장 먼저 반응합니다. 그래서 지금 막 병에 걸린 상태라면 IgM이 많을 거예요. IgG는 이전에 감염되었을 때를 기억하기 위해 만들어진 항체예요. 엄마의 태반을 통해 신생아에게 전달이 되며 모유에도 함유되어 있기 때문에 신생아 면역에 중요한 역할을 하고 예방접종을 통해서 만들어지기도 하지요.

이렇게 중요한 면역글로불린이지만 간혹 착각을 하기도 합니다. 자기 몸 안에 있는 정상 세포를 외부 물질이라고 생각해서 공격하는 것을 자가 면역질환이라고 해요. 예를 들면 자기 관절을 공격하는 류마티스 관절염, 자기 피를 공격하는 용혈성 빈혈, 자기 갑상샘을 공격하는 만성갑상샘염 등이 있지요.

알레르기 질환도 마찬가지로 몸에서 일으키는 착각이랍니다. 원래는 공격하면 안 되는 일상적인 물질을 공격해야 하는 적군으로 생각하는 거죠. 여기에 주로 관여하는 것이 IgE입니다. 그래서 피검사에서 IgE가 많으면 알레르기 체질이라는 것을 알 수 있습니다.

IgE가 예전에는 기생충에 많이 반응했는데 요즘 기생충이 없어지면서 공격할 거리를 찾다가 엉뚱한 알레르기 반응을 일으키고 있다는 가설도 있답니다. 하지만 이것은 아직 가설일 뿐이니까 기생충을 데리고 와야 하나 하는 생각은 하지 않는 것이 좋아요.

Q2. 특이항원이 뭔가요?

한 가지 항체는 보통 한 가지 적군에만 반응을 합니다. 피에 땅콩을 적군으로 생각하는 IgE가 많다면 땅콩에 알레르기가 있을 확률이 높고, 달걀을 적군으로 생각하는 IgE가 많다면 달걀에 알레르기가 있을 확률이 높은 것이죠. 땅콩, 우유, 달걀 등과 같이 하나하나의 물질을 특이항원이라고 해요. 이렇게 세분화한 항원을 찾아내는 검사가 흔히 말하는 알레르기 피검사입니다. 그런데 이 항체가 많다고 무조건 다 공격하는 건 아닙니다. 따라서 피검사 결과가 나오면 정말 그 물질에 알레르기가 있는 게 맞는지 추가로 확인해볼 필요가 있습니다.

피검사로 특이항원을 검사해볼 수도 있어요. 이것은 알레르기 약을 먹고 있더라도 가능한 검사예요. 그리고 아기들에게도 실시할 수 있는 검사라는 장점이 있답니다. 다만 이 피검사 역시 원인물질이 특히 음식물 같은 경우 정확히 일치하지 않는 예도 많으니까 검사를 참고하여 음식물 알레르기 검사를 진행해보는 것이 좋아요.

2-3

알레르기 원인,
식사일기로 알아보자

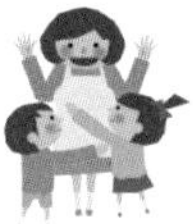

사례

또래보다 왜소하고 창백해 보이는 우진이는 아토피 피부염을 앓고 있습니다. 이유식을 시작하면서 두드러기가 조금씩 나타나기 시작했습니다. 그 후 아토피 피부염이 있어 엄마는 병원에 데리고 다니는 한편 인터넷 검색도 많이 해보았죠. 고기, 생선 같은 음식이 아토피에 안 좋다는 말에 돌 무렵부터 동물성 음식은 완전히 끊고 채식 위주로 먹이기 시작했습니다. 처음엔 우진이가 잘 먹지 않으려 해서 많이 속상했습니다. 채식도 여러 가지 방법으로 맛있게 요리해줄 수가 있더군요. 이젠 다행히 우진이도 엄마가 주는 음식을 잘 먹고 있습니다. 그런데 음식에 이렇게 신경을 쓰는데도 아토피가 좀처럼 좋아지지 않아 속이 상했습니다. 병원에서 알레르기 검사를 권유하여 피검사를 해보았는데 웬걸, 음식알레르기는 없고 집먼지진드기 알레르기만 잔뜩 나왔네요. 피검사하는 김에 했던 빈혈검사에서는 빈혈이 있다고 나왔습니다.

유아에게 발생하는 아토피는 음식물이 원인일 경우가 종종 있습니다. 처방대로 잘 하는데도 증상이 좋아지지 않거나, 좋아지던 중에 어느 날 갑자기 심해지는 경우에도 음식물 알레르기가 있을 수 있습니다. 그렇기 때문에 돌 미만의 아기들에게는 분유보다 모유를 먹이길 권하고, 모유를 먹일만한 상황이 안 된다면 저알레르기 분유를 먹이는 것이 좋습니다. 또한 이유식도 신중하게 진행해야 하고요.

분명 음식물 알레르기가 있을 수 있습니다. 그렇다고 무분별하게 식사를 제한하는 것은 위험합니다. 성장과 발달이 중요한 아이들에게 영양 공급이 제대로 이루어지지 않을 수 있기 때문입니다. 만 2세 이하의 어린 아이들은 달걀흰자, 밀가루, 우유, 콩 등에 반응을 보이는 경우가 많고 큰 아이들은 등푸른생선, 갑각류, 땅콩, 견과류 등에 반응하는 경우가 많습니다. 하지만 아토피 피부염이 있다고 하여 이런저런 음식들을 제한하다 보면 자칫 영양을 충분히 섭취하지 못해 성장에 문제가 될 수 있으니 주의해야 합니다.

남들에게 알레르기가 있는 음식이 우리 아이에게는 괜찮을 수도 있습니다. 그렇기 때문에 보통 안 좋을 수 있는 음식을 안 먹이기보다는 우리 아이에게 알레르기를 일으키는 음식을 정확히 찾아내는 것이 중요합니다. 음식물 알레르기를 가정에서 손쉽게 알아볼 수 있는 방법이 있는데요, 평소 아이들의 식단을 일기 형식으로 기록해보는 것입니다. 이것을 식사일기라고 하는데, 작성 방법은 매 끼니마다 어떤 음식을 먹었는지 자세히 쓰고 그날 피부 상태가 어땠는지 얼마나 긁었는지를 상세하게 기록하는 것입니다. 한 번에 몰아서 쓰다보면 정보를 하나둘 빠뜨릴 수 있으니 식사 때마다 쓰는 것이 중요합니다. 식사일기는 하루 이틀 써서 원인을 찾아내기 어렵고, 최소 한두 달 이상은 꾸준히 써야 아이의 피부 상태가 좋지 않은 날과 괜찮은 날을 비교해 문제의 음식을 가려낼 수 있습니다. 식사일기를 썼는데도 원인을 알 수 없다면 앞서 언급한 피부단자 검사나 피검사를 통하여 1차적으로 확인해볼 수 있습니다.

식사일기

시간	음식	어디서	기타

* 기타: 운동, 목욕, 보습, 약

가려움증(강도 0~5)	피부 상태(강도 0~5)

위 표는 복사하거나 블로그에서 다운받아 사용할 수 있습니다.
https://drminarim.blog.me/

샘플

시간	음식	어디서	기타
8:00	우유, 고구마	집	락티케어, 보습
10:00	야채스틱(오이, 파프리카)	어린이집	
12:00	콩나물밥, 쇠고기미역국, 참나물무침, 닭감자조림, 김치	어린이집	
15:00	사과, 우유	어린이집	보습
16:00		놀이터	뛰어놀기
17:00		집	락티케어, 목 욕, 보습
18:00	잡곡밥, 삼치구이, 시금치나물, 달 걀말이	집	
20:00			보습
21:00			보습

* 기타: 운동, 목욕, 보습, 약

가려움증(강도 0~5)	피부 상태(강도 0~5)
오전: 가려움증 없음 밤: 엉덩이 긁음 (2)	팔꿈치 2 엉덩이 1

2-4

식품유발검사

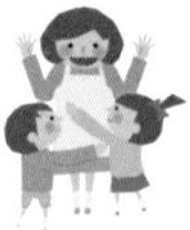

의심이 될 만한 음식을 찾았다면 그 음식이 정말 아토피 피부염을 유발하는 원인인지 정확히 확인해볼 필요가 있습니다. 확인하는 방법은 일단 의심되는 음식물을 1~2주 동안 전혀 먹지 않았을 때의 증상을 지켜봅니다. 이 기간 동안에는 가급적이면 외식은 피하고 집에서 만든 음식으로만 식사를 하는 것이 좋습니다. 외식을 하거나 시판 음식 또는 간식을 먹는다면 어떤 재료가 들어갔는지 알 수 없으니 원인을 파악하는 데 방해가 됩니다. 요리하는 과정에서 알게 모르게 많은 재료들이 들어가기 때문에 내가 직접 확인할 수 있는 음식으로만 먹이는 것이 무엇보다 중요합니다.

1~2주일 동안 의심스러운 음식을 뺀 식단으로 식사한 뒤 피부가 좋아지는 것이 확인되었다면 다음엔 그 음식을 먹어서 다시 나빠지

는지를 시험해볼 수 있습니다. 정말 그 음식이 원인이라면 먹고 나서 두드러기, 구토, 가려움 등의 증상이 나타납니다. 이와 같이 식품 유발 검사를 가정에서 해보면 우리 아이에게 알레르기를 일으키는 음식물이 무엇인지 정확히 찾아낼 수 있습니다. 그러면 평소 피해야 할 식재료를 인지하여 예방도 가능하겠지요.

2-5

알레르기, 붙여서 확인하자!

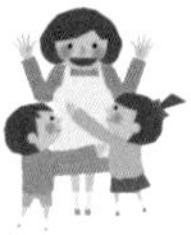

패치 테스트라고도 불리는 첩포 검사는 알레르기의 원인이 될 만한 물질을 환자의 팔이나 등에 붙이고 2~3일 후에 그 부위의 피부 반응을 보는 방법이에요. 이 검사는 아토피 피부염의 원인을 찾아내는 검사 중 상당히 정확한 편이에요. 접촉성 피부염은 많은 아토피피부염 환자에게 피부 병변을 악화시키기 때문입니다. 아토피 피부염이 잘 치료되지 않을 때 또는 다른 알레르기 검사에서 특별히 뚜렷한 원인이 나타나지 않거나 갑자기 이유 없이 나빠지는 것 같을 때 첩포 검사를 시행해보는 것이 좋아요. 보습제, 생리적 지질 복합제, 스테로이드 연고 등 아토피피부염 환자가 바르고 있는 각종 성분을 검사 항목에 포함해야 합니다.

간혹 피검사 결과가 음성으로 나와도 첩포 검사에서는 양성 반응이 나타나기도 해요. 첩포 검사에서 아닌 걸로 나타나더라도 의심되는 물질이 있다면 직접 그 물질을 팔 안쪽 같이 잘 안 보이는 부분에 하루에 한두 번씩 2주간 발라보는 유발 검사를 해볼 수도 있답니다.

2-6

감염을 확인해보자

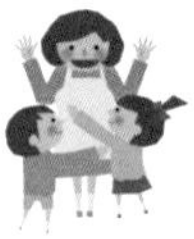

아토피 피부염이 있는 경우에는 피부를 보호하는 막인 피부장벽이 손상되어 약해진 상태라서 그 손상된 틈 사이로 외부 물질이 침입하기 쉽지요. 그렇기 때문에 세균, 바이러스, 진균 등이 피부를 타고 들어와 감염되는 경우가 많답니다. 문제는 이러한 피부 감염이 아토피 피부염의 염증을 더 악화시킨다는 것입니다.

농가진/황색포도알균 감염

아토피 피부염이 있는 피부에서 가장 흔한 감염이 황색포도알균*(S. aureus)*이랍니다. 보통 아토피 피부염이 있는 경우 가려움증 때문에 많이 긁기 마련이에요. 지저분한 손과 손톱으로 긁게 되니 감염이 많이 일어나요. 긁어서 상처가 나는 경우도 종종 있는데 그때 이 황색포도알균 감염에 의해 상처가 점점 커지며 옆으로 번지는 농가진이 생기기도 하죠. 이 균이 만들어내는 독소 역시 아토피 피부염을 악화시킬 수 있답니다.

처음에 조금 진물이 난다든지 상처가 작을 때는 항생제 연고만 잘 발라줘도 괜찮아요. 하지만 그 부위가 점점 커지거나 번지거나 진물이 나게 되면 먹는 항생제를 쓰는 것이 좋아요. 뚜렷한 피부 감염이 보이지 않더라도 심한 아토피 피부염에서 스테로이드와 항생제를 함께 썼을 때 증상이 좋아졌다는 보고가 있기도 합니다. 이에 착안하여 아토피 피부염에 대해서도 피부를 살균해주는 치료가 시도되고 있고요. 일반적인 항생제 치료에 반응하지 않는 경우에는 정확한 원인을 파악해 그에 맞게 치료하기 위해서 세균 배양검사를 해볼 수 있습니다.

포진상 습진(eczema herpeticum)

아토피 피부염이 있는 환자에서 단순포진바이러스 감염이 일어나기도 합니다. 며칠 사이에 수포가 많이 발생하며 농포가 잡히기도

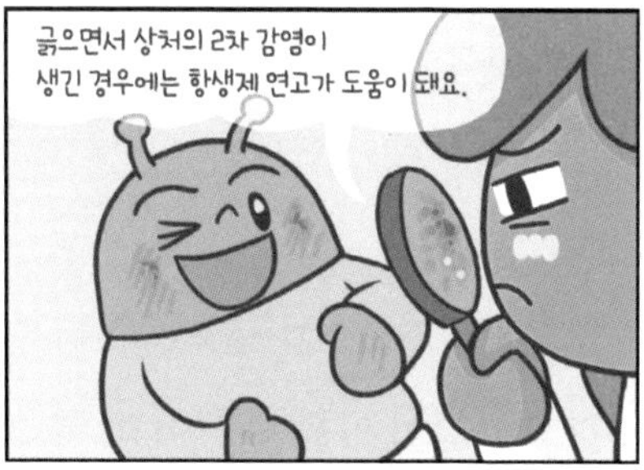

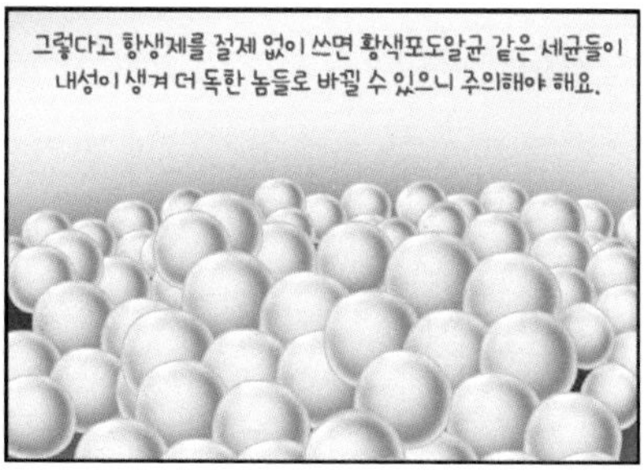

하고 딱딱한 가피로 바뀌게 되는 것이 포진상 습진입니다. 어린 아이에게 주로 발생하고 얼굴 부위에 가장 많이 나타난답니다. 대부분 피부만 깨끗하게 관리해주면 잘 낫습니다. 하지만 너무 어린 아기에게 생겼거나 전신에 번질 만큼 심한 경우에는 항바이러스제를 쓰기도 합니다.

물사마귀

물사마귀도 바이러스 질환의 한 종류입니다. 좁쌀 같은 수포를 보이는데, 이 역시 어린 아이들에게 많이 생깁니다. 아토피 피부염이 있는 경우 피부장벽이 손상되었기 때문에 더 자주 나타나곤 하죠. 그대로 놔두어도 자연스럽게 없어지는 경우가 많지만 물사마귀가 난 곳을 긁으면 주변으로 번지는 예가 많아서 초기에 치료해주는 것이 좋아요.

보통 마취 연고를 바른 뒤에 바늘로 구멍을 내어 큐렛(curette)으로 긁어내거나 핀셋으로 빼내면 피지 같은 것이 나온답니다. 아이가 많이 움직이고 치료를 거부하는 등 협조가 잘 안 될 때, 또 자주 재발하거나 번지는 경우에는 율무 추출물을 먹여볼 수도 있어요. 율무 추출물은 보통 소아청소년과 병의원에서 구입할 수 있답니다.

곰팡이 감염

아토피피부염 환자에게는 곰팡이 감염도 같이 있을 수 있어요. 특히 어루러기균(*Malassezia furfur*, 말라쎄지아)이 얼굴과 목 주위에서 염증 반응을 악화시키는 경우가 많습니다. 그래서 보통 얼굴과 목 부분에 치료가 잘 안 되는 만성 아토피피부염을 앓고 있는 환자는 항진균제를 같이 사용했을 때 좋아지는 경우가 종종 있습니다. 그 외에 손발 무좀이나 몸백선이 있는 경우에도 항진균제를 같이 씁니다. 어루러기가 있을 때는 바르는 항진균제만 써도 많이 좋아진답니다. 다만 제대로 치료해도 완치되기 어렵고 자주 재발할 수 있어요. 하얗게 남는 저색소반이 치료 후에 오랜 기간 남아 있을 수도 있고요.

Chapter
3

음식 조절

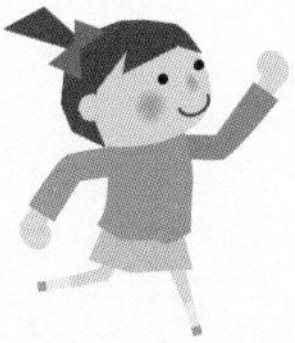

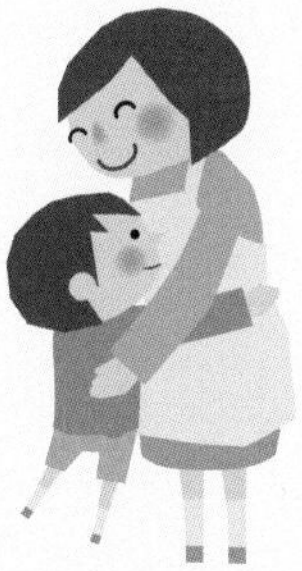

3-1

아토피 예방의 시작 모유수유

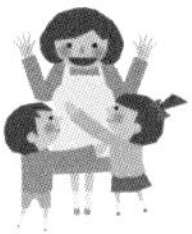

사례

수연 씨는 아토피 피부염을 앓고 있습니다. 출산하고 나니 아기 역시 아토피 피부염을 앓게 될까봐 걱정이 많습니다. 알레르기 예방에 모유수유가 좋다는 말을 듣고 열심히 수유에 공을 들이고 있습니다. 그런데 분유를 먹이고 있는 조리원 동기 아이보다 우리 아이가 조금 덜 크는 것 같아서 걱정이 많습니다. 분유는 얼마만큼 먹는지 딱딱 나오는데 모유는 도대체 아기가 얼마나 먹고 있는지 모르겠으니 답답하기만 합니다. 불안한 마음에 인터넷 카페를 여기저기 검색해보았는데 하는 말이 다 달라서 도통 믿을 수가 없습니다.

모유수유를 해보자

모유수유는 아토피 피부염에 대한 예방효과가 있는 것으로 알려져 있습니다. 또한 분유에 알레르기가 있는 아이들은 모유만 먹으면 괜찮아지는 경우가 많습니다.

모유수유의 장점

모유에는 면역 성분이 있어 아기의 감염성 질환을 예방하는 데 효과가 있습니다. 소화가 잘되며 알레르기 예방에도 도움이 됩니다. 엄마와 아기의 접촉을 통한 애착 형성에도 좋습니다. 그뿐만 아니라 산모의 유방암, 난소암 예방 및 산후 회복, 다이어트, 피임 효과 등의 이점이 있습니다. 복잡한 유통 과정을 거치지 않고 막 나온 젖을 바로 수유할 수 있기 때문에 신선한 건 당연하겠죠. 분유, 우유병, 끓인 물 등을 늘 모자라지 않게 준비해야 하는 분유와 달리 엄마만 있으면 되는 모유는 편하기도 합니다. 모유는 엄마의 배에 차곡차곡 쌓아둔 지방을 원료로 만들어진답니다. 돈 들여 다이어트해도 잘 안 빠지는 내 뱃살로 만드는 모유라니 더욱 경제적인 건 말할 필요도 없죠.

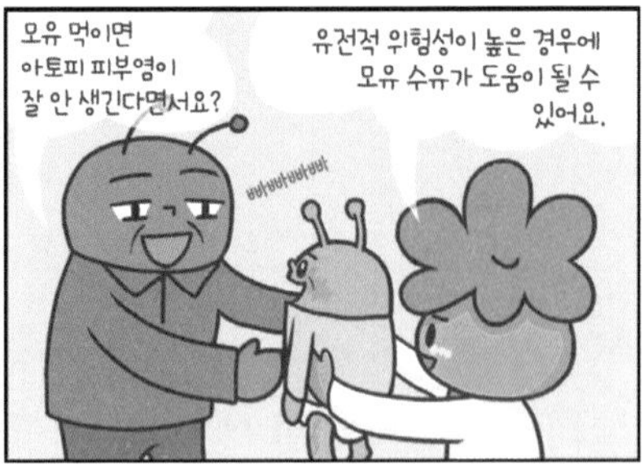

수유 자세

아이가 배고파서 울면 엄마는 마음이 급해져 급히 젖부터 물리고 보는 경우가 있습니다. 장시간 수유를 해야 하는데 자세가 불편하면 목, 허리, 손목 등에 많이 무리가 올 수 있습니다. 꼭 수유 쿠션을 대고 편안한 자세에서 수유하는 게 좋습니다. 엉덩이보다 무릎이 위로 올라온 자세가 편하기 때문에 발 받침대를 같이 사용하는 것도 좋습니다. 아기가 잘 먹는 모습이 사랑스러워 지켜보고 싶으시겠지만 계속 고개를 숙이고 있으면 목, 어깨가 많이 뭉칠 수 있습니다. 정면을 보고 수유해주세요. 다 알고 있는 내용 같지만 이 원칙을 지키지 않아서 근육통이 심해지거나 관절에 문제가 오는 분들이 많답니다. 수유할 때마다 가슴을 닦는 분도 있는데, 유륜의 몽고메리선에서 항균물질이 나오니까 굳이 닦지 않아도 됩니다. 땀을 많이 흘렸거나 샤워하고 금방 바른 바디로션이 걱정된다면 흐르는 물에 한 번 닦아주면 됩니다. 물티슈에는 아무래도 여러 가지 첨가물이 들어가 있으니 사용하지 않는 게 좋겠지요.

3-2

수유량이 부족해요

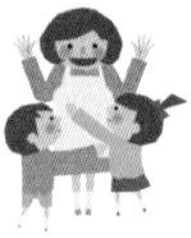

많은 엄마들이 완전 모유수유를 바라지만 현실적으로는 모유가 충분치 않아 분유를 같이 먹이게 되는 경우가 있습니다. 처음에는 약간 혼합하는 정도이지만 점점 분유의 비중이 높아지다 결국 모유수유를 중단하게 되는 경우도 많습니다. 하지만 초반에 혼합 수유를 하더라도 현명하게 완전 모유수유로 전환하는 것도 가능하답니다.

정말 수유량이 부족한지 확인할 것

분유 혼합 수유를 하는 분들 중 많은 분이 왜 분유 보충을 하게 되었는지 여쭤보면 "젖양이 부족한 것 같아서"라고 말합니다. 모유수유는 분유와 달리 얼마나 나오는지 정확하게는 알 수가 없는데 왜 양이 부족하다고 말하는 걸까요? 일반적으로 수유 양이 적다고 말하는 속마음을 한번 살펴보도록 하겠습니다.

1. 가슴이 차는 느낌이 안 들어요

출산하고 나면 생전 모유라는 게 없던 가슴에 새로운 모유가 처음 차기 시작하면서 아주 소량으로도 가슴이 꽉 찬 느낌이 들죠. 하지만 우리 몸은 적응이 빠르기 때문에 점차 많은 모유가 차더라도 예전처럼 차는 느낌이 충분히 들지 않을 수 있습니다. 가슴에 모유가 차오르는 느낌에 의존해 수유량을 판단하지 마세요.

2. 아기가 4~5분 빨다가 안 빨아요

처음 산부인과나 산후 조리원에서 양쪽 가슴을 각각 15분 이상씩 빨게 해야 한다고 누차 교육 받았을 거예요. 하지만 아기를 2돌 정도까지 모유수유 한다고 고려했을 때 한 번에 30분씩 매일 3~4시간을 수유 시간으로 보내다 보면 정말 힘들겠죠? 양쪽 15분은 빠는 힘이 약하고 빨리 삼키지 못하는 신생아에게만 해당됩니다. 3개월만 지나도 빨리 먹는 아이는 5분 이내에 한 쪽을 다 먹기도 한답니다.

3. 아기가 너무 자주 먹어요

혹시 아기가 다른 것 때문에 우는 걸 매번 배고프다고 생각한 건 아닌지 확인해볼 필요가 있어요. 기저귀가 젖어서, 아토피 때문에 가려워서 등 다른 이유로 울다가도 수유를 하면 그 느낌이 좋으니 원래 있었던 불편함을 잊고 먹게 되거든요. 또한 입가를 손가락으로 톡톡 건드려봐서 입이 따라가면 배가 고픈 거라고 판단하는 분도 있는데 입가를 건드리면 원래 다 따라옵니다. 이럴 때마다 먹이면 비만이 될 수 있답니다.

4. 유축해보니 얼마 안 나와요

젖양을 가늠해보고 싶어서 그냥 유축하는 분도 많더라고요. 하지만 젖양은 시간과 상황, 기분 등에 따라 수시로 변합니다. 또한 아기가 빠는 효율이 더 좋기 때문에 아기가 실제로 먹는 양은 유축기를 통해 나오는 양보다는 많거든요. 그리고 스트레스는 모유 생성의 최대의 적! 얼마나 나오나 조바심 내며 유축하면 정말 조금밖에 안 나와요.

5. 아기가 잘 못 빨아요

아기가 모유수유를 할 때 힘들어하면서 가슴에 쭉 못 붙어 있고 자꾸 미끌어지는 경우가 있습니다. 수유 중에 엄마가 통증을 느끼는 경우도 있고요. 이럴 때 혹시 혀 밑에 붙어 있는 설소대가 짧지는 않은지 확인해볼 필요는 있어요. 설소대는 가까운 소아과에서 간단히 확인할 수 있답니다.

그렇다면 수유가 정말 부족한지는 어떻게 알 수 있을까요? 이때의 판단 기준은 아기의 체중입니다. 출생 당시 체중과 비교하여 성장 곡선을 따라 잘 늘어나고 있으면 걱정하지 않아도 됩니다. 특히

2006년 세계 성장 기준표에 따라 성장하고 있는지 확인해보는 것이 좋아요. 우리나라 성장 기준표는 분유를 많이 먹은 과체중 아기가 많아 모유 먹는 아기들은 상대적으로 덜 크는 것 같아 보일 수 있거든요. 수유하는 양이 걱정이라면 병원에 갈 때마다 체중을 측정하여 담당 의사선생님과 상의해보는 것이 좋습니다.

3-3

혼합 수유는 어떻게 하죠?

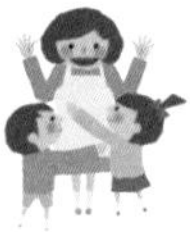

1. 분유 보충은 무조건 모유수유 직후에 붙여서!!

모유 양을 늘리는 가장 좋은 방법은 수유를 자주 해주는 것이랍니다. 혼합 수유 할 때는 수유 한 번하고 나서 다음엔 분유를 먹이는 식으로 모유수유와 분유수유를 번갈아 하는 분도 많아요. 그렇게 되면 모유수유 간격이 너무 길어지기 때문에 모유 양은 점점 줄어들 수밖에 없거든요. 그러니까 아기가 먹고 싶어 할 때마다 수유를 먼저 해주는 것이 중요합니다.

2. 보충하는 분유는 아기가 배고파하지 않는 최소량으로 줍니다

직접 수유하면 아기가 힘껏 빨아야 하기 때문에 배고픈 만큼 먹고 배부르면 그만 빨면서 스스로 먹는 양을 조절할 수 있습니다. 하지만 우유병으로 주는 분유는 크게 힘들여 빨지 않아도 저절로 분유가 흘러들어오기 때문에 주는 만큼 다 먹게 될 수밖에 없습니다. 그러다 보면 과식하게 되어 한참 동안 먹고 싶어 하지 않을 수 있어요. 모유 양을 늘리려면 자주 빨리는 게 좋기 때문에 자주 안 먹으면 당연히 좋지 않겠죠. 또한 엄마의 모유 양이 그만큼 따라오지 못하는데 아기 뱃구레만 키우면 점점 완전 모유수유에서 거리가 멀어진다는 단점이 있습니다.

3. 현명하게 유축기 사용하기

유축기를 굳이 살 필요는 없으나 만약 가지고 있다면 수유 후에 한 쪽에 15분씩 양쪽 유축을 하는 게 도움이 됩니다. 아마 아기가 빨고 난 뒤라 별로 안 나올 거예요. 그래도 가슴을 자극해주면 모유 양이 늘 수 있으니 가벼운 마음으로 유축하고 유축한 모유는 모아 두었다가 분유 대신 보충수유 할 때 사용하면 됩니다.

4. 병원에서 상담하기

여러 가지 방법으로도 모유가 도통 늘지 않는다면 병원에서 상담을 받아보세요. 모유수유를 전문적으로 상담하는 병원에 찾아가면 됩니다.

3-4

수유모도 아플 때는 지체하지 말고 진료를 받아보세요

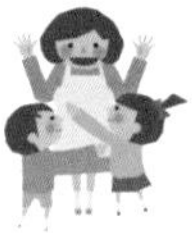

수유할 때 아픈 건 정상이 아닙니다. 수유는 원래 아픈 거라고 잘못 생각하여 이를 악물고 수유하는 엄마들이 많더라고요. 하지만 수유는 편안하고 즐거운 것이지 아프고 괴로운데 아이를 위해 억지로 참고 하는 것이 아니랍니다. 수유 중에, 또는 수유 후에 발생하는 통증은 뭔가 원인이 있을 것입니다. 수유 자세가 문제일 수도 있고 감염이 문제일 수도 있습니다. 통증이 있다면 지체하지 말고 모유수유에 대한 진료가 가능한 병원을 방문하세요. 원인을 파악하여 곧바로 적절한 치료를 받지 않으면 결국 모유수유를 포기할 수밖에 없답니다. 다만 수유와 관련된 통증은 아기의 수유 자세라든지 단설소대, 아기 입의 아구창 등의 질병과 연관이 있을 수 있기 때문에 반드시 아기와 함께 가서 진료 받도록 하세요.

수유로 인한 통증뿐만 아니라 감기, 장염 등 여러 가지 질병에 걸렸을 때에도 처방받아 복용할 수 있는 약들이 많습니다. 수유모를 자주 진료하지 않는 일반 병원에서는 정확히 잘 알지 못해 수유 중 쓸 수 있는 약이 없다고 안내하거나 약 복용 중에는 수유를 끊어야 한다고 말하는 경우가 종종 있어요. 사실은 생각보다 많은 약을 쓸 수 있고 어떤 약은 대체 가능한 약이 있는 경우도 많아요. 그러니까 수유 중에는 가급적이면 모유수유에 대해 잘 아는 선생님을 찾아가 처방 받도록 하세요. 특별한 진료 및 투약이 필요한 경우에는 치료 전, 후로 상담하고 처방전을 들고 가서 확인하고 복용하면 좋습니다. (대한모유수유의사회 http://www.bfmed.co.kr/ 에서 각 지역의 모유수유 진료 병원을 참조하면 도움이 됩니다.)

3-5

분유를 먹여야 한다면

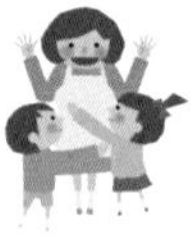

부득이하게 모유수유를 하지 못하게 되었을 경우 모유 대신에 분유를 먹이게 되죠. 분유를 선택할 때 알레르기가 걱정되어 산양분유, 콩분유를 선택하는 분이 많습니다. 하지만 알레르기 치료의 목적으로 산양분유를 먹이는 것은 적절하지 않습니다. 산양유와 우유는 90퍼센트 이상의 알레르기 교차반응을 나타내는 단백질 구성을 가지고 있어 산양분유는 우유 알레르기를 예방하거나 치료할 수 없기 때문입니다.

콩분유 역시 마찬가지입니다. 분유에 알레르기 반응을 보이는 아토피 피부염 아기의 50퍼센트가 콩 단백질에도 알레르기 반응을 보인다고 합니다. 또한 미국소아과학회와 세계보건기구는 6개월 미만의 아기에게 콩 제품을 권장하지 않고 있습니다. 모유나 우유 단백질보다 낮은 영양 성분으로 성장이 충분히 이루어지지 않을 수 있기 때문입니다. 두유에 함유된 식물성 에스트로겐은 영유아의 체내 여성 호르몬과 유사하여 호르몬의 교란을 일으킬 수 있다는 보고도 있습니다.

부분 가수분해 분유

모유수유가 영유아의 알레르기를 예방하는 가장 좋은 방법으로 미국 및 유럽의 알레르기 관련 학회에서는 최소 4개월 이상은 모유수유만 하도록 권장하고 있습니다. 단, 모유수유를 하지 못하는 경우에는 알레르기 질환 예방을 목적으로 부분 혹은 완전 가수분해 분유수유를 권장하고 있습니다.

앱솔루트 센서티브 분유는 부분 가수분해 단백질로만 구성된 '부분 가수분해 분유'로 알레르기 질환에 대한 예방 효과가 있습니다. 아토피를 비롯한 알레르기 질환은 몸에서 우유 단백질을 적이라고 생각하여 공격하는 경우가 많아요. 부분 가수분해 단백질이란 우유 단백질을 작게 쪼개어 놓은 단백질이라고 할 수 있지요. 가수분해 단백질은 몸에서 적으로 인식하지 않아 알레르기 발현을 예방하거나 줄일 수 있게 되는 것입니다.

국내외 다수의 연구에서도 아토피 질환 가족력을 가진 아이에게 '부분' 혹은 '완전 가수분해 분유'를 수유하는 경우가 비가수분해 분유를 수유한 경우에 비하여 습진 및 알레르기 위험을 감소시킬 수 있다고 합니다. 아토피가 심하지 않거나, 또는 아직 발현되지 않았으나 가족력이 있는 아기들이 알레르기를 예방하면서 장기적인 수유를 해야 할 경우에 권할 수 있습니다. 또한 '부분 가수분해단백질'은 쉽고 편안하게 소화가 되어 배앓이, 잠투정, 변비, 구토 등으로 고생하는 아기들이나 민감한 아기들에게도 도움이 됩니다.

완전 가수분해 분유

만약 아기에게 정말 분유 알레르기가 발생했다면 이러한 알레르기 아기용 분유를 먹여볼 수 있어요. 간혹 지금 먹고 있는 분유가 신생아 때부터 먹던 분유이고 아토피는 한참 후에 생겼는데 그래도 바꿔야 하는지 물어보는 부모님들이 있어요. 하지만 원래 알레르기 반응은 신생아 시기에는 없다가 점차 알레르기 물질에 감작되며 천천히 올라온답니다. 그래서 분유만 바꾸어도 아토피가 확연하게 좋아지는 경우가 종종 있답니다.

국산 분유 중 앱솔루트 에이치에이(HA)는 완전 가수분해 단백질로만 구성된 '100퍼센트 완전 가수분해 분유'입니다. 알레르기 질환이 이미 나타난 환아에게 아미노산 분유를 수유하기 이전에 1차적으로 추천하는 알레르기 치료용 분유랍니다.

이와 같은 알레르기 치료용 분유를 선택할 때는 유의점이 있습니다. HA라는 용어가 미국에서는 Hypoallergenic의 줄임말로 '완전 가수분해 분유'에만 이 용어를 사용하는 반면, 유럽에서는 '부분 가수분해 분유'에도 HA라는 용어를 사용하고 있습니다. 따라서 해외 제품 중 HA제품을 선택할 때는 '부분 가수분해 분유'인지 '완전 가수분해 분유'인지 꼭 확인을 해야 합니다.

아미노산 분유

분유 알레르기가 있어도 간혹 HA 분유로는 해결되지 않는 예가 있습니다. 아주 작은 조각의 우유 단백질에도 알레르기 반응을 보이는 아이가 있기 때문이죠. 이럴 때는 우유 단백질 대신에 단백질의 구성요소이자 기본 단위인 아미노산만으로 구성된 아미노산 분유인 네오케이트(Neocate)를 사용해볼 수 있습니다. 면역체계는 아미노산을 인식하지 못하여 알레르기를 유발하지 않습니다. 따라서 분유 단백질로 인한 피부 염증 반응이 개선됩니다.

또 심한 분유 알레르기가 있는 아이의 경우 피부 발진뿐만 아니라 구토나 설사와 같은 위장관 증상과 가려움증에 의한 보챔과 수면부족을 함께 가지고 있는 일이 종종 있습니다. 이런 경우 충분한 성장이 어려울 수 있어요. 아미노산 분유는 위장 관련 증상을 완화하고 빠르게 영양을 공급하여 아이의 성장에 도움을 줍니다.

분유 탈 때 주의할 점

분유를 깨끗하게 보관하기 위해서는 분유 속에 들어 있는 스푼은 반드시 따로 보관해주세요. 손으로 만진 스푼을 다시 분유통에 넣는 순간 엄마 손에 묻어 있던 균들이 분유로 고스란히 들어가게 됩니다. 따라서 한 번 사용한 스푼은 소독해 깨끗하게 따로 보관하세요.

분유는 끓여 식힌 물에 타 주어야 합니다. 이때 물은 깨끗하기만 하다면 수돗물, 정수기물, 생수 모두 사용할 수 있습니다. 다만 약수터에서 떠온 물은 오염되어 있을 가능성이 많아 사용하지 않는 것이 좋습니다. 또 분유는 필요한 영양분으로 적절하게 조성되어 있기 때문에 맹물에 타야 합니다. 보리차 등 무언가를 탄 물은 사용하지 않도록 하세요.

분유는 무균 상태가 아닙니다. 간혹 사카자키*(E. sakazakii)* 등의 균에 오염이 되어 있는 예도 있습니다. 그러니까 70도 이상 뜨거운 물에 타야 합니다. 간혹 분유 속에 포함된 유산균이 죽는다고 40도 정도의 물에 타는 경우가 있습니다. 하지만 이런 경우에는 유산균을 살리려다 세균까지 같이 살릴 수 있습니다. 분유는 반드시 뜨거운 물에 타 주고 유산균을 먹이고 싶다면 따로 먹이거나 분유를 식혀 먹이기 직전에 타서 먹이는 것이 좋습니다.

3-6

똑똑하게 이유식 시작하기

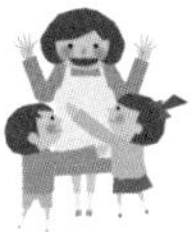

일단 만 6개월까지는 꼭 필요한 약 또는 영양제 외에 다른 아무것도 먹지 않는 완전 모유수유가 가장 좋습니다. 분유를 먹는 아이들은 4~6개월 사이에 이유식을 시작하면 됩니다. 여기에서 말하는 4개월이란 만 4개월로, 생후 약 120일 무렵을 뜻합니다. 1월 1일에 태어난 경우 5월 1일이 만 4개월인 것이죠. 7월 1일이 만 6개월이고요. 다만 너무 빨리 이유식을 시작하면 아기의 장벽 기능이 다소 미숙하다 보니 알레르기가 생길 가능성이 높아집니다. 그렇다고 너무 늦게 먹으면 영양 부족으로 성장 지연이 나타날 수 있어요. 또한 만 6개월을 넘겨서 이유식을 시작하면 그 역시 알레르기 질환의 위험이 높아진다는 연구 결과가 많답니다. 그래서 일반적으로 만 6개월 즈음에 시작할 것을 권유하고 있습니다.

이유식 시작 음식

이유식은 하루 1회 쌀미음으로 시작하면 됩니다. 보통 오전에 먹이길 권해요. 혹시 알레르기 반응이 나타나더라도 대처하기가 수월하기 때문입니다. 대략 티스푼 하나 정도의 쌀을 갈아 끓이면 됩니다. 주의할 점은 이유식은 반드시 숟가락으로 줘야 하며 우유병에 넣어주면 안 됩니다. 간혹 시판하는 쌀가루를 구입해서 먹인 뒤에 아기가 알레르기를 보이는 일도 있어요. 이 경우 쌀 자체에 대한 알레르기보다는 가공 과정에 들어간 첨가물에 의한 알레르기인 예가 많아요. 집에서 직접 쌀을 갈아 만들어주는 게 더 좋답니다. 그래도 간혹 알레르기가 생기는데 이럴 때는 무농약 쌀로 바꿔주면 괜찮을 수 있습니다.

이유식 추가의 원칙

한 가지 음식당 4~5일 정도 먹여본 뒤에 다른 것을 추가하거나 음식을 바꾸어보세요. 음식알레르기는 어떤 음식을 처음 먹어본 그 날 바로 나타날 수도 있지만 보통 2~3일 후에 나타날 때가 많답니다. 이것저것 한꺼번에 추가하면 뭐가 원인인지 정확히 알 수가 없습니다. 한 가지 음식을 4~5일 정도 먹여보고 먹는 기간 동안 이상이 없다면 다음 음식으로 넘어가도록 하세요. 먹는 중간에 음식알레르기가 발생했다면 그 음식은 바로 중단해야 합니다. 일반적으로 알레르기가 한 번 있었다고 해서 그 음식을 평생 못 먹는 건 아닙니다. 2~3달 후에 먹이면 괜찮은 경우도 많으니 잠시 중단했다가 나중에 천천히 다시 먹여보는 것도 괜찮습니다.

채소 중에서는 애호박, 감자, 고구마, 양배추 등을 먼저 사용하시면 됩니다. 시금치, 청경채와 같은 초록색 잎채소는 너무 빨리 먹였을 때 간혹 알레르기가 일어날 수 있기 때문에 만 7개월 이후에 먹이는 것이 좋아요. 그리고 당근 같이 딱딱한 채소는 먹여도 흡수가 안 되어 아기 응가에 주황색 당근 덩어리가 그대로 나오는 일이 많답니다. 당근은 만 7개월 이후에 천천히 먹이고 이유식에 넣기 전에 일단 푹 삶아서 흐물흐물해지도록 하거나 곱게 다진 다음 사용하는 것이 좋아요.

빨리 추가해야 할 음식

고기입니다. 쇠고기는 이유식을 시작하며 처음부터 사용할 수 있는 재료예요. 만 6개월 이후부터는 반드시 쇠고기나 닭고기 등 고기류를 매일 먹이는 것이 좋습니다. 이때 고기 육수만 주는 것은 아무 도움이 되지 않으며 고기 덩어리를 다져서 주어야 합니다. 초기 이유식을 체에 걸러주는 분이 많은데 체에 거르다 보면 고기가 대부분 걸러져서 못 먹이게 되는 경우가 많습니다. 4개월 초에 시작할 경우 초기는 고기를 체에 거를 수도 있지만 만 5개월 이후라면 곱게 간 고기는 굳이 체에 거를 필요 없이 그대로 먹이면 돼요. 이때 주의할 점이 있습니다. 좋은 고기를 먹이겠다고 선명한 마블링이 있는 1++ 등급의 안심이나 등심으로 시작하는 경우가 종종 있는데 마블링이 많은 고기는 그만큼 지방이 많은 부분이랍니다. 아기에게 고기 지방을 많이 먹이는 것은 안 좋으니 우둔살과 같이 기름기가 적은 살코기로 먹이세요.

다른 채소를 추가할 때 쌀을 항상 넣듯이 고기도 빠뜨리지 말고 넣고 채소를 추가하면 됩니다. 고기를 충분히 먹이지 않으면 철분 부족으로 빈혈이 올 가능성이 있습니다. 한창 두뇌발달이 진행되는 시기에 빈혈이 오면 두뇌 발달 및 성장이 지연될 가능성이 있어요. 이유식을 잘 먹지 않는 아기는 따로 철분제 보충이 필요할 수 있습니다. 고기 양은 만 6개월에 하루 5그램 내외로 시작해서 만 9개월에는 하루 40그램 이상을 먹어야 합니다. 아기가 이유식을 잘 먹기 시작하면 빨리빨리 양을 늘리는 것이 좋아요.

음식 추가

돌 미만의 아기들에게는 달걀흰자와 우유 알레르기가 흔합니다. 그래서 이유식에는 달걀노른자만 사용하고 흰자는 돌 이후에 먹이는 것이 좋습니다. 달걀노른자는 만 6개월이 지난 후부터 먹여볼 수 있어요. 달걀을 삶아 노른자만 으깨어 이유식에 넣으세요. 달걀흰자는 칼로리가 낮고 단백질이 많으니 엄마, 아빠의 다이어트 음식으로 이용하면 좋겠네요.

생선도 알레르기의 원인이 될 수 있기 때문에 만 9개월이 지나서 먹이게 됩니다. 처음 생선 이유식을 시작할 때에는 흰살생선을 먹일 수 있어요. 가시가 들어가지 않게 조심히 살을 발라서 이유식에 넣어주면 됩니다. 간이 되지 않은 생선으로 넣어주고 흰살생선 외에 등푸른생선 등은 돌 이후에 먹이면 된답니다. 참치, 연어와 같은 큰 생선은 수은이 많이 들어 있을 수 있기 때문에 피하는 것이 좋아요. 한 마리를 통째로 접시에 올릴 수 있는 크기의 생선을 사용하는 것이 좋습니다. 게, 새우, 가재 등의 갑각류 역시 돌 이후에 먹여보는 것이 좋답니다.

음식알레르기의 증상과 경과

보통 음식알레르기는 두드러기와 구토 증상이 많이 나타납니다. 두드러기는 모기 물린 것처럼 빨갛게 크고 둥근 모양의 팽진이 몸에 나타나는 것입니다. 가려움증이 함께 나타나는 예가 흔하죠. 또한 음식물 알레르기가 아토피 피부염으로 나타나는 환자도 많습니다. 특히 어떤 치료를 해도 잘 낫지 않거나 잘 치료되던 피부가 갑자기 나빠지는 것을 반복하는 경우 음식물과의 연관성을 찾아보는 것이 좋아요. 그러기 위해서는 식품 일기와 피검사 등을 해볼 수 있습니다. 이렇게 확인된 음식물이 있다면 당분간 그 음식은 제한하고 대체 가능한 식품으로 영양분을 충분히 공급해주어야 합니다.

음식알레르기가 있다고 해서 평생 그 음식을 못 먹는 것은 아닙니다. 이유식의 어떤 음식에 알레르기를 보여도 2~6개월 정도 완전히 끊었다가 다시 시작하면 괜찮아지는 일도 종종 있습니다. 아이가 자라면서 소화 기능이 강화되고 면역 체계가 변하기 때문이지요. 보통 달걀이나 우유, 밀가루 같은 음식에 알레르기가 있는 경우는 나이가 들면서 자연스럽게 없어지는 예가 많아요. 분유 알레르기는 돌 전후로 많이 없어지고 2돌 전후로는 대부분 괜찮아지거든요. 저희 둘째 아이 역시 아기 때 분유 알레르기가 있었지만 18개월 이후부터는 우유를 먹어도 괜찮았답니다. 하지만 게와 새우 같은 갑각류나 땅콩 같은 견과류에 대한 음식알레르기는 성인기까지 계속 이어지는 경우가 종종 있습니다.

3-7

임산부와 수유모의 음식

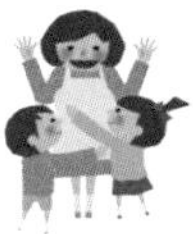

임산부가 임신한 기간 동안에 특별히 음식을 조심할 필요는 없습니다. 엄마 뱃속에 있는 태아에게는 알레르기가 생기는 항체가 거의 생성되지 않으며 임신해 있는 동안 음식 제한을 한다고 해서 아기의 알레르기가 예방되지는 않기 때문입니다. 또한 임신 기간 중 음식을 과도하게 제한하다 보면 산모의 영양 섭취가 충분치 못할 수 있기 때문에 산모 건강과 태아의 성장에 도움이 안 될 수도 있습니다. 따라서 임신 기간 동안에는 먹고 싶은 음식을 먹으며 충분히 영양섭취를 해주는 것이 좋습니다.

다만 트랜스 지방이 많은 패스트푸드나 인스턴트 음식을 많이 먹는 것보다는 신선하고 건강에 좋은 음식을 먹는 것이 엄마에게도 태아에게도 좋은 건 당연하겠죠. 일반적으로 우리가 알고 있는 건강에 좋은 음식들이 태아나 임산부, 수유모의 건강에도 좋답니다. 수유모가 음식물 섭취를 제한하는 것 또한 크게 의미는 없습니다. 엄마가 특정 음식을 먹고 아기의 피부가 악화되는 예는 아주 드뭅니다. 그럴 경우에는 엄마가 우유나 밀가루, 견과류 등 특정 음식을 제한하는 것이 도움이 되지만 대부분은 영향을 주지 않습니다.

Chapter
4

아토피 치료

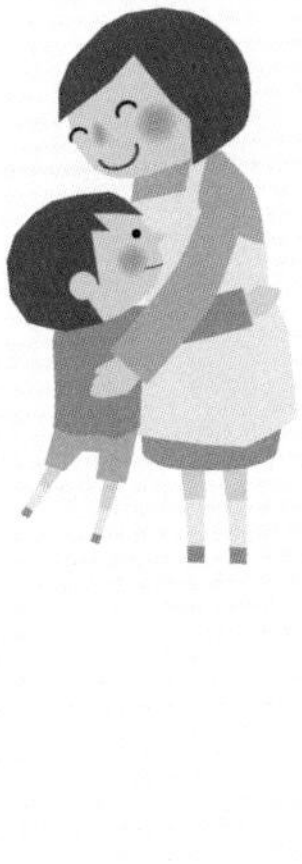

4-1

살균 재생 관리를 시작하다

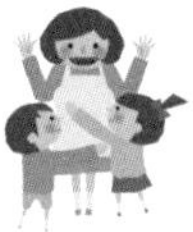

어떤 병이든 치료보다 예방이 우선입니다. 아토피 피부염 역시 마찬가지입니다. 알레르기의 원인물질이 몸속으로 들어오지 않게 차단하는 것이 무엇보다 중요합니다. 하지만 아토피는 원인이 다양하고 유전적인 영향을 받는 질환이므로 원천적인 예방이 어렵습니다. 일단 아토피 피부염이 생겼다면 다음의 세 가지 측면에서 적극적인 관리가 중요합니다. 즉 알레르기 염증 반응을 줄여줘야 하고, 피부장벽의 기능을 강화하는 동시에 감염을 해결해야 합니다. 알레르기 염증 반응을 없애주는 것으로는 바르는 스테로이드와 면역조절제가 있습니다. 피부장벽의 기능을 강화하기 위한 방법은 충분한 보습을 하는 것이고요.

아토피피부염 환자에서는 감염을 해결하는 것 역시 매우 중요합니다. 정상 피부는 손톱으로 긁어도 감염이 발생하지 않지만 아토피 피부염이 있으면 피부장벽이 무너진 상태이므로 세균이나 바이러스가 쉽게 침투할 수 있습니다. 일단 감염된 피부는 염증을 일으키며 빨갛게 올라옵니다. 이러한 피부 염증은 약해진 피부장벽을 더욱 손상시켜 감염 확산으로 이어지는 악순환을 초래하게 됩니다. 아토피 피부염이 장기간 지속되면 약해진 피부가 건조해지다가 거뭇거뭇하게 착색되면서 마른 논바닥처럼 갈라지고 주름이 지면서 거칠어집니다.

감염이 확산되면 가려움증 역시 심해집니다. 가장 흔한 감염물질인 황색포도알균이 만들어내는 독소가 초항원으로 작용하기 때문입니다. 뜨거운 것을 만지면 무의식적으로 손을 황급히 떼는 것처럼 가려우면 긁게 되어 있습니다. 안 긁게 하려면 가렵지 않게 해주어야지 가려운 상태에서 그저 긁지 못하게만 하는 건 아무런 소용이 없습니다.

이제까지 아토피를 치료하는 많은 의사들에게 감염에 대한 고민은 풀릴 듯 풀리지 않는 숙제였습니다. 그러던 중 일부 의사들은 여드름 균 살균 치료에 주목하게 되었습니다. 특히 여드름 치료에서도 균 감염에 대한 치료를 오래전부터 중요하게 생각했기 때문이지요. 그래서 항생제 사용과 병행하여 기계 살균 관리를 합니다. 아토피를 연구하던 과정에서, 여드름 균을 살균해 치료하는 방식을 아토피에

다 적용하면 황색포도알균의 감염과 가려움증을 줄일 수 있겠다고 생각하게 된 것입니다.

의사로서 새로운 방식의 치료를 시작하기 위해서는 확실한 의학적 근거가 필요했습니다. 저 역시 논문과 권위 있는 아토피 피부염 관련 전문 서적을 탐독했습니다. 아토피 피부염과 빛의 관계는 이미 오래전부터 알려져 있습니다. 겨울에 아토피 피부염이 심해진 아이가 따뜻한 나라로 여행 가서 충분히 햇볕을 쬐었더니 증상이 좋아졌다는 예를 종종 볼 수 있어요. 또 UV-A(ultraviolet-A, 315~400nm 파장 영역의 자외선)와 UV-B(ultraviolet-B, 280~315nm 파장 영역의 자외선) 파장대의 일정 영역을 이용한 광선치료 역시 오래전부터 시행되고 있습니다. 다만 기존의 광선치료는 출력이 낮은 편이라 효과를 보려면 오랜 시간 자주 실시해줘야 하는 단점이 있습니다. 하지만 광선을 레이저로 바꾸어 피부에 침투시키면 빠른 시간에 치료 효과를 볼 수 있습니다.

저희 병원에 레이저 광선치료를 도입하기로 했는데, 이 기계가 들어오기 하루 전, 공교롭게도 둘째 아이 발뒤꿈치 위쪽에 난 상처가 감염되어 농가진이 생겼습니다. 너무 간지럽다며 긁는 아이에게 급한 대로 항생제를 먹이려다 레이저로 살균이 된다면 분명 농가진이 해결될 것이라는 생각에 일단 약을 먹이지 않고 냉찜질을 해주었습니다.

다음날 병원에 레이저 광선치료 기계가 들어왔습니다. 바로 둘째를 데려와서 농가진이 있는 부위에 살균 치료를 충분히 해주었습니다. 당장 눈에 띄는 변화는 없었지만 하루를 기다려보기로 했습니다. 남편은 항생제를 먹이지 않는다고 조바심을 냈습니다. 그런데 그날 저녁부터 가려움증이 확연하게 줄면서 덜 긁는 모습을 볼 수 있었습니다.

치료 결과는 생각했던 그 이상이었습니다. 아이의 상태에 고무된 저는 엉덩이를 많이 긁어 피딱지가 생긴 셋째 아이에게도 살균치료를 해보았습니다. 거칠거칠하던 엉덩이와 다리를 3~4일 간격으로 두 번 치료해주었는데, 확연하게 덜 긁었고 피부 항생제나 스테로이드를 쓴 것 같은 피부 진정 효과도 있었습니다. 아토피 피부염으로 힘들어하는 환자들을 모아 치료해보았는데 역시나 기대 이상의 성과를 볼 수 있었습니다.

물론 살균 재생 관리가 아토피 피부염의 전지적인 치료법은 아닙니다. 모든 사람에서 동일한 효과를 나타내는 것도 아닙니다. 하지만 전반적으로 스테로이드 사용을 줄이고, 약한 스테로이드에 반응하지 않던 심한 아토피 환자들의 증상도 개선됨을 확인하였습니다. 아토피가 있으면 가려움증이 가장 괴롭습니다. 살균치료는 가려움증 완화에 효과가 좋은 편입니다. 피부는 깨끗한 편인데 밤마다 엉덩이를 긁어 손톱자국을 따라 상처가 나 있거나 귀밑이 찢어진 경우에도 큰 효과를 보았습니다.

살균 재생 관리의 장점은 특별한 부작용 없이 치료시간 대비 효과가 상당히 좋다는 것입니다. 통증이 없고 관리 시간도 부위에 따라 다르기는 하지만 5분 내외로 짧기 때문에 영유아도 쉽게 받을 수 있습니다. 다른 치료에 특별한 반응을 보이지 않거나 스테로이드를 장기간 사용하기가 부담스러운 분이라면 살균 재생 관리를 받았을 때 만족도가 높을 것으로 생각됩니다.

4-2

스테로이드 사용하기

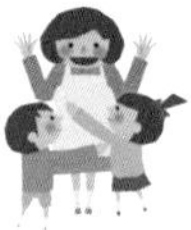

사례

수혁 씨는 어릴 때 피부가 좋았는데 어른이 되고 나서 어느 순간 종아리 건선이 생겼습니다. 약도 발라보지만 그때뿐입니다. 아주 심해질 때에만 스테로이드 연고를 조금씩 바르고 있습니다. 그런데 얼마 전 아들 목욕을 시켜주다가 팔꿈치와 무릎 쪽에 거칠거칠하게 만져지는 부분을 발견하게 되었습니다. 혹시 나에게 있는 건선이 아이에게도 넘어간 걸까 싶어 신경이 많이 쓰입니다. 병원에 가보니 심하지는 않으니 걱정 말라며 약한 스테로이드 연고를 처방해주었습니다. 내 몸에는 생각 없이 바르기도 하지만 어린 아이에게 발라주려니 쉽사리 손이 가지 않습니다. 정말 괜찮은 걸까? 아이도 바를 때만 효과가 있고 금방 다시 올라오는 건 아닐까? 어릴 때부터 계속 약을 발라도 괜찮을까? 여러 가지가 걱정됩니다.

일반적으로 아토피 피부염의 치료에 가장 먼저 사용하는 약이 스테로이드랍니다. 스테로이드는 염증을 줄이고 면역억제 작용을 하며 모세혈관을 수축시켜줍니다. 효과가 매우 뛰어나서 강한 스테로이드 연고는 한두 번만 발라도 빨갛게 돋아난 피부가 금방 가라앉습니다. 다만 무분별하게 사용했을 때 부작용이 나타날 수 있으니 주의해야 합니다. 스테로이드는 바르는 약과 먹는 약이 있습니다.

바르는 스테로이드는 아토피 피부염이 있는 환자에게 목욕, 보습 등 생활습관 관리를 충분히 실시하고도 잘 호전되지 않는 경우에 처방을 하게 됩니다. 다양한 종류의 강도로 개발되어 피부염이 발생한 부위와 증상 정도에 따라 쓰이는 약이 다릅니다. 보습제도 로션, 크림, 밤(balm) 등 여러 종류로 만들어지는 것과 같이 바르는 스테로이드도 다양한 제형으로 나온답니다. 가장 편하게 쓸 수 있는 제형이 로션입니다. 발림성이 좋아 넓은 부위에 펴 바르기 좋고, 피부가 벗겨지거나 찢어지고 진물이 나는 곳에도 사용할 수 있습니다. 부스럼 딱지가 있는 곳에도 사용이 가능하지요. 이런 피부에 연고나 크

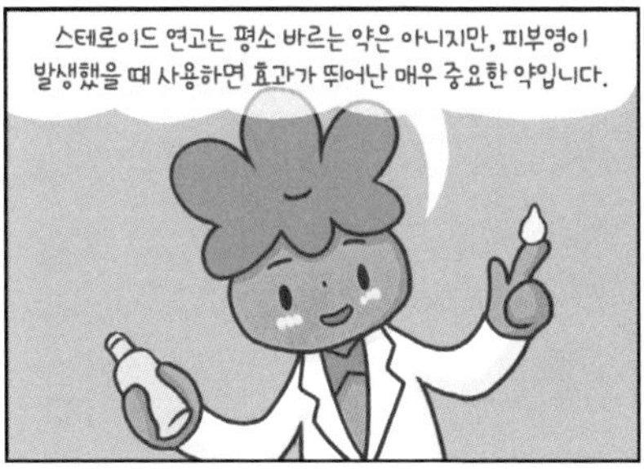

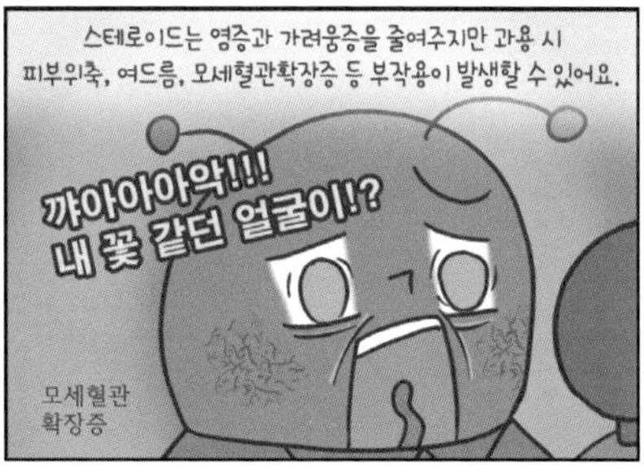

림 타입을 사용하면 자극이 심해 증상이 더 악화될 수 있으니 주의해야 합니다. 작은 부위에는 크림이나 연고 타입으로 된 스테로이드를 많이 쓰고 있답니다. 또한 두피지루와 같은 두피 피부염에는 스테로이드 액을 사용하기도 합니다.

나이나 생활습관에 따라 피부 상태가 다르므로 사람마다 처방이 다릅니다. 그렇기 때문에 개인이 처방 받은 약을 여러 사람이 돌려가며 발라서는 안 됩니다. 두꺼운 피부용으로 처방받은 것을 얇은 피부에 발라도 안 되고요. 스테로이드는 특히나 정확한 처방을 받아 사용해야 합니다.

아토피 피부염이 있는 곳에 스테로이드 연고를 바르면 빨간 습진, 건조한 부분, 가려움증 등이 많이 호전됩니다. 효과는 강도가 강한 것을 쓸수록 빠르지만, 과하게 사용했을 때 나타날 수 있는 부작용을 사전에 방지하려면 효과를 볼 수 있는 가장 낮은 단계의 스테로이드를 가급적 사용하도록 하고 있답니다. '효과를 볼 수 있는'이란 단서를 붙인 이유는 두꺼운 피부에 지나치게 낮은 단계를 사용하면

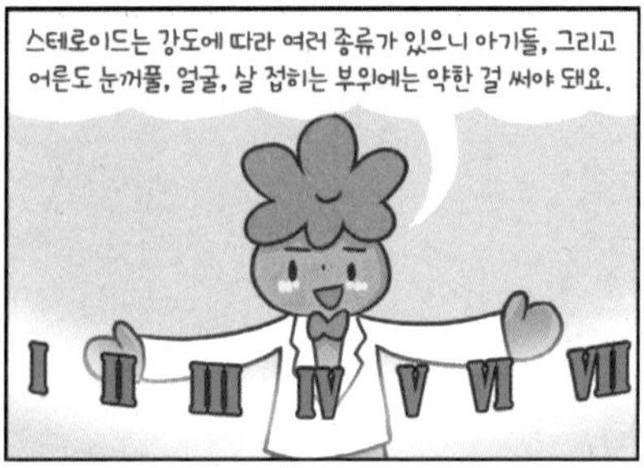

전혀 효과가 없을 수 있기 때문입니다.

스테로이드 치료가 효과가 없는 가장 큰 이유는 처방에 충실하게 따르지 않았기 때문인데요, 치료 기간 동안에는 처방 받은 대로 횟수를 지켜서 정량을 규칙적으로 발라줘야 합니다. 스테로이드를 제대로 사용하지 않아서 효과를 보지 못하면 병원에서는 더 강한 약을 처방하게 됩니다. 이런 경우 자칫 스테로이드 내성만 생기고 치료 효과를 볼 수 없는 상황이 초래될 수 있으니 주의하기 바랍니다. 보통 튜브형으로 나온 연고는 어른 손가락 한 마디만큼 짠 양으로 성인 양손바닥 넓이에 바르는 정도가 적당합니다. 로션타입은 50원짜리 동전 하나만큼을 짜서 양손바닥 만한 넓이에 발라주면 되고요.

아토피는 심해졌을 때 염증을 빠르게 가라앉혀 주는 편이 스테로이드를 오히려 덜 쓰는 방법이랍니다. 염증을 없애서 정상 피부로 돌아오게 한 후에 적절한 목욕과 보습을 통해 건강한 피부를 지속적으로 유지해줄 수 있기 때문입니다. 지지부진하게 스테로이드를 조금 쓰다 말다 하는 경우에는 피부 염증이 가라앉지 않아 피부장벽이 무너진 채로 오랜 시간 방치되어 건강한 피부로 회복되기가 점점 더 어려워질 수 있습니다.

일반적인 스테로이드 강도 분류

강도	상품명
Class 1	더모베이트 연고(Dermovate Ointment), 더모베이트 크림(Dermovate Cream), 네리소나 연고(Nerisona Ointment), 크로베손 크림(Clobeson Cream) 등
Class 2	에스파손 연고(Esperson Ointment), 베로단 연고(Velodan Ointment) 등
Class 3	에스파손 로션(Esperson Lotion), 리베카 크림(Ribeca Cream), 나이드 크림(Naid Cream) 등
Class 4	더마톱 연고(Dermatop Ointment), 아드반탄 연고(Advantan Oinment), 아드반탄 크림(Advantan Cream) 등
Class 5	더마톱 크림(Dermatop Cream), 유모베이트 연고(Eumovate Ointment), 락티케어 제마지스 로션(Lacticare Jemazis Lotion), 리도멕스 크림(Lidomex Cream), 보송크림(Bosong Cream) 등
Class 6	데스오웬 크림(Desowen Cream), 데스오웬 로션(Desowen Lotion), 리도멕스 로션(Lidomex Lotion) 등
Class 7	락티케어HC 로션, 락티코트 크림(Lacticort Cream), 하티손 로션(Hatison Lotion) 등

* Class 1이 가장 강력한 제제이며 Class 7은 가장 약한 제제임
* 단, 연구마다 조금씩 다르게 분류되는 경우도 있음

일반적으로 가벼운 아토피 피부염의 경우 하루에 두 번씩 바르면 2~3일 내에 피부가 깨끗해지는 예가 많아요. 하지만 증상이 심하면 피부 상태에 따라 심할 때에만 강도 높은 약을 하루 2번 바르다가 완

전히 정상 피부로 돌아오지 않더라도 상태를 살피며 하루 한 번이나 격일로 바를 때도 있고 일주일에 한 번 바를 때도 있어요. 자주 재발하는 부위는 현재 피부가 깨끗하더라도 일주일에 한두 번 정도 꾸준히 발라주는 경우도 있고요. 담당 선생님이 계획을 세우고 처방하면서 끊어보는 기간에 다른 병원에 가서 아무 정보 없이 피부를 보이면 당장 스테로이드를 시작해야 한다고 얘기할 수도 있어요. 아토피 피부염은 장기적인 치료가 필요하기 때문에 이 병원 저 병원 다니기보다는 한 병원을 꾸준히 다니는 것이 좋습니다. 다른 병원으로 옮겼다면 몇 달 정도는 다녀봐야지 수시로 바꾸는 것은 환자에게도 혼란만 줄 수 있습니다.

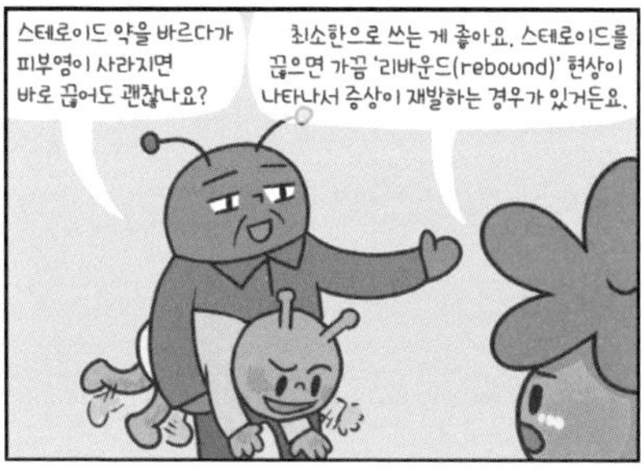

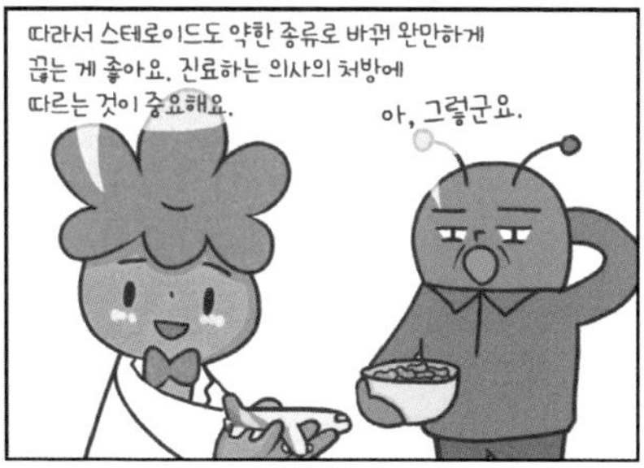

4-3

스테로이드 바르는 방법

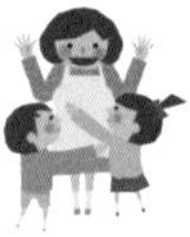

스테로이드 연고를 바를 때는 둘째 손가락 끝에 짜서 피부염 있는 부위에 여러 번 반복해서 문질러주는 경우가 있어요. 하지만 약해진 피부에는 문지르는 것도 자극이 될 수 있으니 손가락의 넓은 면을 사용해서 한 번만 살짝 펴 발라주는 것이 좋습니다. 보통 저희 아이들 발라줄 때는 넷째 손가락 지문 부위에 묻혀서 발라준답니다. 그리고 부위에 따라 정도가 덜 심하거나 피부가 얇은 곳은 약한 약, 심하거나 피부가 두꺼운 곳은 강한 약으로 나누어 처방 받을 수 있는데 그럴 때는 약한 약을 먼저 바른 다음에 강한 약을 발라주세요. 강한 약을 바른 손으로 약한 약을 바르게 되면 남아있던 강한 약이 약한 약을 바르는 부위에도 같이 발라질 수 있기 때문입니다. 만약 깜빡하고 강한 약을 먼저 발랐다면 약한 약을 바르기 전에 꼭 손을 씻고 나서 다시 약한 약을 발라주세요. 약 바르던 손으로 피부가 연하고 스테로이드 흡수가 잘 되는 눈을 비비지 않도록 주의하세요. 약을 다 발라준 후에는 손을 꼭 씻어서 부모님의 손을 보호하는 것도 잊지 마세요.

스테로이드 연고는 보통 하루에 2번 정도 바르게 되는데요, 목욕하고 나서 한 번 발라주고 12시간 정도 지나고 한 번 더 발라주면 됩니다. 오전에 한 번, 오후에 한 번 발라준다고 생각하면 편하죠. 아이들이 보통 밤에 많이 긁으니까 자기 직전에 목욕시키기보다는 조금 일찍 목욕시키고 약을 발라두면 잘 때 좀 더 편안하게 잘 수 있습니다.

임산부의 스테로이드 사용에 대한 안전성은 아직 완전히 확립되지 않았습니다. 임산부가 스테로이드 제제를 사용한다고 하여 태아의 선천성 기형이라든지 큰 위해를 나타낸다는 보고는 아직까지 없지만 많이 사용한 경우 저체중아를 출산할 가능성은 있다고 합니다. 따라서 담당 선생님과 상의 하에 단기간 꼭 필요한 곳에만 신중하게 사용해야 합니다.

모유수유 중에는 스테로이드 사용이 좀 더 자유로운 편입니다. 바르는 스테로이드는 물론이고 먹는 스테로이드 역시 사용이 가능합니다. 그래도 스테로이드를 사용하기 전에는 반드시 모유수유에 대해 잘 아는 선생님(대한모유수유의사회 등)과 상의하여 치료 계획을 세우도록 하세요.

어린 아이들은 피부가 얇아서 스테로이드를 발랐을 때 흡수가 매우 빠른 편입니다. 미숙아의 피부는 더욱 얇기 때문에 특별히 주의해야 합니다. 기저귀를 차는 곳에 사용한 경우는 마치 스테로이드 위를 랩으로 싸놓은 것처럼 외부와 차단되기 때문에 흡수가 더 잘될 수 있어요. 다만 2세 미만의 아기에게는 면역 억제제를 사용할 수 없기 때문에 스테로이드가 쓸 수 있는 유일한 약입니다. 아주 심한 상태가 아니면 약한 강도의 스테로이드 약을 단기간 사용해도 효과를 충분히 볼 수 있는 경우가 많고, 대부분 오래 쓰지 않기 때문에 부작용 역시 거의 없으니 주의 사항만 잘 지키면 크게 걱정 안 해도 됩니다.

Tip

먹는 스테로이드제도 있어요!

먹는 스테로이드제는 아토피 피부염의 증상을 확실히 효과적으로 호전시킬 수 있는 약이기는 하지만 부작용이 크고 끊었을 때 더 심해지는 반동현상 때문에 잘 사용하지 않고 있어요. 먹는 스테로이드제를 갑자기 끊으면 반동현상이 잘 나타나므로 증상이 좋아져도 바로 끊지 말고 차츰차츰 용량을 줄여나가야 해요. 스테로이드를 오래 먹는 것은 반드시 피해야 하고 증상이 일시적으로 무척 심할 때에만 제한적으로 단기간 사용해볼 수 있어요.

4-4

스테로이드, 안 쓰는 게 좋은 것 아닌가요?

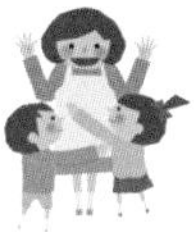

스테로이드는 정말 효과가 좋은 약입니다. 아토피 피부염뿐만 아니라 염증성 질환, 면역 질환 등에 무척 효과가 좋습니다. 그럼에도 스테로이드에 대한 인식은 별로 좋지 않아요. 스테로이드에 대해 잘 알려지지 않았던 시기에 무분별하게 사용하다가 부작용이 발생했기 때문입니다. 언론 매체에 보도되면서 사람들의 뇌리에 스테로이드에 대한 부정적인 인식이 심어졌지요. 잘 알고 사용하면 안전하고 효과적인 약이기에 이번 장에서는 스테로이드의 부작용에 대해 짚고 넘어가겠습니다.

스테로이드 제제를 오랜 기간 발랐을 때 나타나는 가장 흔한 부작용은 피부가 얇아지는 것입니다. 염증을 억제해주는 스테로이드를 너무 많이 사용하면 정상적인 피부 세포의 성장을 억제하여 피부가 위축되며 모세혈관이 넓어지고 멍이 잘 듭니다. 상처가 낫는 속도가 느려지고 흉터나 튼 살이 더 잘 생기기도 합니다. 한창 성장하는 아기들은 이러한 부작용이 덜하지만 노인의 경우는 심할 수 있습니다.

스테로이드를 오랫동안 발랐던 부분에 털이 난다든지 하얗게 변한다든지 뾰루지가 나는 일도 있습니다. 그렇기 때문에 얼굴에 발라야 할 때는 더욱 주의해야 합니다. 스테로이드를 쓰다가 중단했을 때 여드름이 오히려 심해질 수 있다는 걸 사전에 인지하고 끊어야 당황하지 않을 수 있습니다.

스테로이드 제제는 염증 증상을 완화시키기는 하지만 균을 없애는 능력은 없습니다. 증상이 뚜렷하게 나타나지 않다보니 감염을 확인하지 못해 치료시기를 놓치는 경우가 있습니다. 따라서 상처나 진물이 생겼을 때 감염의 정도를 꼼꼼히 살펴 확인해야 하고 늦추지 말고 바로 병원을 방문하여 치료를 받아야 합니다.

눈꺼풀 등 눈 주위 피부는 무척 얇고 흡수가 잘 되기 때문에 눈 근처에 스테로이드를 사용할 때는 특히 더 주의해야 합니다. 눈 주위에 스테로이드를 오랫동안 많이 바르면 녹내장이 생길 수 있고 시력이 나빠질 수도 있기 때문에 꼭 필요할 때에만 약한 강도의 스테로이드를 단기간 사용해야 합니다. 저도 가급적이면 눈 주위에는 스테로이드보다 생리적 지질 복합체와 보습제를 충분히 바르거나 그 외의 대체 치료를 할 수 있도록 권유하고 있습니다.

어린 아기나 노인처럼 피부가 약한 환자는 과도하게 흡수될 수 있습니다. 간혹 흡수를 좋게 하기 위해 랩으로 스테로이드 바른 부분을 감싸기도 하는데 이 또한 부작용을 초래할 수 있으니 꼭 필요할 때는 담당 의사선생님과 상의 하에 해야 합니다.

전신 부작용으로 흔한 것은 쿠싱증후군이랍니다. 아이들의 경우 성장이 늦어지는 경우도 있습니다. 혈중 당의 농도가 증가하여 당뇨가 심해지거나 골밀도가 감소되기도 하니 주의해야 합니다.

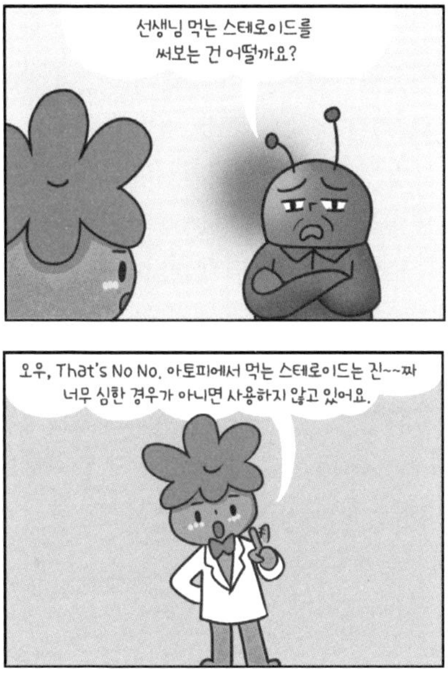

4-5

스테로이드의 오해와 진실

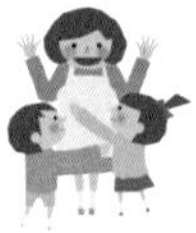

사례

연호는 자전거를 타다가 넘어져 무릎을 다쳐 병원에 왔습니다. 다른 데 다친 곳은 없는지 여기저기 살펴보는데 상처보다 더 심한 게 아토피더군요. 제가 옷을 들추자 자꾸 피부에 스쳐 가려운지 긁었더니 엄마가 손등을 찰싹 때립니다. "아이가 많이 가려워하나 봐요?" 물었더니 엄마는 기분 나쁘다는 표정으로 예전엔 좀 가려워했는데 지금은 많이 좋아졌다고 답했습니다. 다친 부위를 소독해주는 동안에도 아이는 괴로운 표정으로 엄마의 눈을 피해 살짝살짝 여기저기를 긁더군요. 혹시 스테로이드 약은 바르고 있냐는 물음에 그런 거 안 쓸 거니까 그냥 상처나 치료해 달라고 차갑게 답하는 엄마에게 더 이상 아토피 이야기는 할 수가 없었습니다. 괴로워하는 아이를 방치하는 것도 아동학대가 아닐까 하는 생각이 들었던 날이었습니다.

분명 스테로이드는 효과가 뛰어난 약이기는 하지만 장기간 사용했을 때 부작용이 있는 것도 사실입니다. 하지만 그 부작용이 과장되게 알려져 마치 스테로이드를 조금이라도 쓰면 어떻게 될 것처럼 심한 거부감을 갖고 있는 분들이 의외로 많습니다. 스테로이드의 부작용에 대해 자세히 적은 이유는 과도하게 사용했을 시 나타나는 부작용을 정확히 인지하되, 처방받은 대로 제대로 사용한다면 환자에게 오히려 효과적인 약이라는 점을 분명히 하기 위함입니다.

바르는 스테로이드를 효과적으로 사용하려면 정량을 사용해야 합니다. 나이, 피부 유형, 부위, 증상의 정도 등에 따라 꼭 맞는 강도의 스테로이드 연고를 적절하게 처방받아 사용하고 증상이 좋아지면 약한 약으로 바꾸고 보습제를 충분히 사용해주세요.

대부분의 아토피피부염 환자는 생활습관을 조절하면서 필요할 때 스테로이드를 단기간 사용하는 것만으로도 충분히 증상이 호전됩니다. 증상이 심한 일부 환자는 스테로이드를 사용할 때만 호전되는 예가 있는데, 이 경우 장기간 고용량의 스테로이드를 사용하게 되면 부작용이 발생할 수 있습니다. 이럴 때는 스테로이드 대체제로 면역조절제를 사용해볼 수도 있습니다.

4-6

바르는 면역조절제

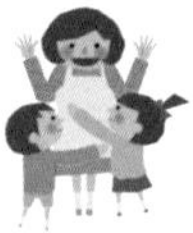

면역조절제를 오랜 기간 먹으면 부작용이 크지만 바르는 면역조절제는 어린 아이들이 장기간 사용해도 매우 안전한 편입니다. 스테로이드가 잘 안 듣거나 스테로이드를 쓰기 어려운 경우, 증상이 심해 장기간 써야 하는 경우에도 쓰고 있지요. 국소 면역조절제는 오랫동안 사용해도 피부가 얇아지지 않고 피부 감염의 위험 빈도를 증가시키지 않기 때문이죠. 전신 흡수가 거의 되지 않는다는 것 또한 장점이랍니다.

바르는 면역조절제를 사용하는 경우 피부각질층의 수분이 증가하고 각질세포 사이의 지질 양이 증가하게 됩니다. 피부장벽의 회복과 유지를 돕는 것이지요. 효과는 보통 4단계 스테로이드 사용과 비슷하다고 볼 수 있습니다.

간혹 처음 사용하면 따갑거나 화끈거리는 느낌을 받을 수 있습니다. 그래서 아이에게 처음 발라줄 때 가끔 깜짝 놀라기도 합니다. 하지만 이런 증상도 대부분 며칠 이내에 사라집니다. 증상이 심하여 아이가 불편해하는 경우에는 연고를 냉장고에 차갑게 보관하고 보습제와 함께 사용하면 좋습니다. 초반에는 스테로이드와 면역조절제를 함께 사용하다가 점차 스테로이드를 끊고 면역조절제로만 유지하는 경우도 있습니다. 그 외의 심각한 부작용은 나타나지 않고 있습니다. 사용한 지 1주일 정도가 지나면 가려움증이 상당히 완화되고 장기간 사용했을 때는 피부도 많이 깨끗해지는 것을 볼 수 있습니다.

다만 처음부터 사용하지는 않습니다. 1차 약제가 아니기 때문입니다. 스테로이드를 사용해보고 효과가 없거나 스테로이드 부작용으로 사용할 수 없는 경우에 쓰도록 제한해 놓은 약이라는 의미입니다. 따라서 먼저 충분한 보습 및 바르는 스테로이드 치료를 실시해보고 효과가 충분치 않거나 치료가 장기화될 때 담당 선생님과 상의

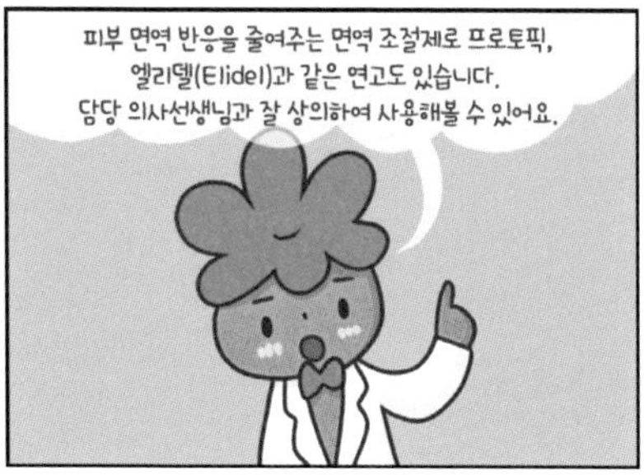

하여 사용해볼 수 있습니다.

너무 어린 아기들에게는 사용할 수 없습니다. 프로토픽 연고(Protopic Ointment)의 경우 0.03퍼센트는 만 2세 이상에서, 0.1퍼센트는 성인만 사용하도록 규정되어 있습니다. 면역조절제라는 말이 좀 무서울 수 있어요. 2006년에 피부암을 일으킬 수 있지 않을까 하는 의문이 제기된 적도 있으나 이후 연구에서는 암 발생에 문제가 없다는 결론이 나온 상태입니다.

스테로이드와 마찬가지로 초기에 1일 2회 사용을 권고하고, 바를 때는 손가락 한 마디 정도의 양을 두 손바닥 크기만큼 발라주면 됩니다.

4-7

면역치료는 어떨 때 하나요?

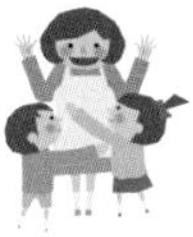

알레르기 질환은 유전적, 환경적 요인으로 매년 증가하고 있으며, 특히 소아와 청소년에게서 증가 추세가 두드러집니다. 대부분의 알레르기 치료는 원인이 되는 물질을 피하는 회피요법과 증상을 가라앉히는 대증요법으로 이루어져 있습니다. 회피요법은 원인 물질만 제거하면 알레르기가 생기지 않는다는 장점이 있지만, 환경을 완전히 통제할 수 없기 때문에 원인이 나타나면 어쩔 수 없이 다시 그 증상이 나타난다는 단점도 있습니다. 원인을 피할 수 없으면 증상은 계속 나타날 수밖에 없다는 의미입니다. 한편 대증요법은 증상이 있을 때 증상을 완화해주는 치료랍니다.

환경관리나 약물 치료로 조절되지 않아 증상이 지속적으로 나타나는 경우 알레르기 면역요법을 고려해볼 수 있습니다. 원인을 아예 없애주는 치료로는 면역치료가 유일하죠. 알레르기 면역요법은 알레르기 검사로 원인을 확인한 후에 원인이 되는 알레르기 항원을 3~5년 동안 반복적으로 투여해 알레르겐에 대한 내성을 길러주어 치료 후에 증상이 완화되거나 소실되게 하는 탈감작 요법입니다. 특히 혀 밑에 투여하는 설하 면역 요법은 안전하고 편리한 치료로 세계보건기구에서 권장하며 유럽 대부분의 국가에서 처방하고 있는 방법입니다.

하지만 모든 경우에 면역치료를 할 수는 없습니다. 일단 면역치료는 약이 비싸서 비용 부담이 큰 편입니다. 시간도 오래 걸립니다. 보통 치료시기를 2~3년 정도로 잡습니다. 그렇기 때문에 가벼운 마음으로 쉽게 시작하기 어렵습니다. 또한 약이 원인별로 나와 있어서 알레르기의 원인이 다양할 때는 쓰지 않습니다. 한 가지 원인을 치료해도 다른 원인들 때문에 계속 증상이 나타날 수 있기 때문입니다.

아이가 치료를 따를 수 있는지도 문제입니다. 설하 면역요법은 혀 밑에 액체를 넣고 머금고 있다가 삼켜야 하는 치료입니다. 어린 아

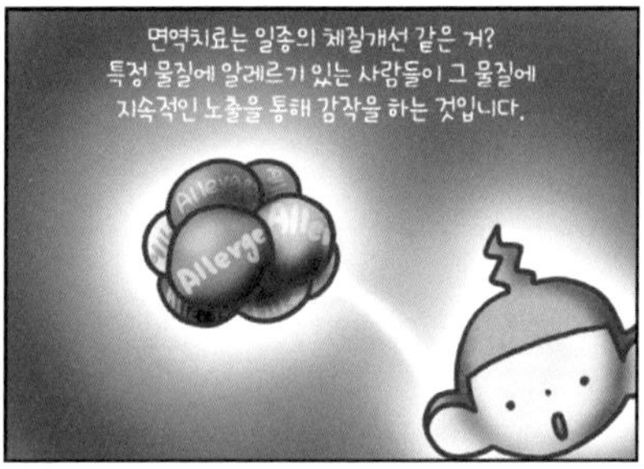

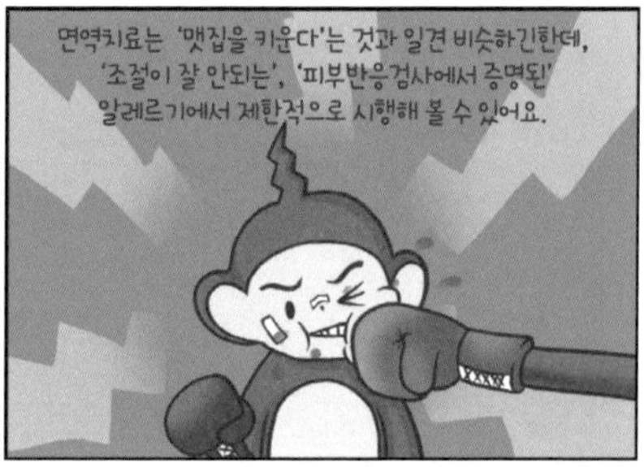

이는 바로 삼키지 말고 머금고 있으라는 말을 이해하지 못할 수 있고, 맛이 없다고 바로 뱉어버릴 수도 있어요. 한편 피하 면역요법은 주기적으로 주사를 맞아야 하기 때문에 주사를 무서워하는 아이에게는 큰 스트레스가 될 수 있습니다.

또 아이러니하게도 증상이 심할수록 치료를 할 수 없습니다. 특히 천식이 심한 아이는 이 치료 때문에 일시적으로 증상이 심해질 수 있습니다. 처음에는 용량을 아주 적게 시작하는데 용량을 많이 넣으면서 갑자기 천식 발작이 일어나는 예도 있기 때문입니다.

면역치료를 실시하는 건 다음과 같은 경우입니다.

한 가지 확실한 원인에 의해 알레르기가 지속적으로 나타날 때 시도해볼 수 있습니다. 원인만 제대로 치료하면 알레르기로부터 벗어날 수 있기 때문입니다. 증상이 너무 심해 일상생활이 불편하거나 일 년 내내 지속되는 경우에도 사용해볼 수 있습니다. 소아·청소년기와 같이 성장과 학습능력이 중요한 시기에 두통과 코 막힘에 시달리는 자녀의 알레르기 비염을 해결할 수 있는 방법이기도 합니다. 약을 충분히 써도 증상이 잘 조절되지 않는 경우에도 사용합니다. 또한 본인의 생활에서 불가피한 경우에도 사용합니다. 쌓아둔 옷감을 항상 종류별로 가져다 만져야 하는 디자이너에게 집먼지진드기 알레르기가 있는 경우가 그 예입니다.

면역치료의 원리는 알레르기 원인물질을 서서히 익숙해지게 만드는 것입니다. 처음에는 몸에서 알아채기 어렵게 극소량을 넣어줍니다. 여기에다 양을 아주 미세하게 늘려주는 것입니다. 그러다 보면 몸이 점점 '이 정도는 괜찮아, 이 정도는 괜찮아'하며 익숙해집니다. 치료를 하다보면 수개월 내에 증상이 좋아지는 것을 볼 수 있습니다. 그렇다고 하여 너무 빨리 치료를 중단해버리면 다시 증상이 재발하기 쉽습니다. 그래서 보통 2~3년 정도는 치료를 유지합니다.

피하 면역요법은 피부 안쪽에 주사를 놓는 방법으로 진행합니다. 작은 주사기로 알레르기 원인물질을 피부 밑에 있는 지방층에 넣는 것입니다. 보통 위쪽 팔에 주사하게 됩니다. 주사 후에 심각한 알레르기 반응이 나타날 수도 있기 때문에 최소 30분 이상 병원에서 기다리며 상태를 지켜봐야 합니다.

설하 면역요법은 알레르기 원인물질을 혀 밑에 떨어뜨립니다. 몇 분 정도 머금고 있다가 삼키게 합니다. 흔한 부작용으로는 혀 밑이 붓거나 가려운 느낌이 드는 정도입니다. 너무 빨리 용량을 높이면 알레르기 증상 때문에 불편한 느낌이 들 수 있습니다. 이런 경우에는 용량을 조금 천천히 높여갈 수도 있습니다. 이 치료는 심각한 알레르기 반응이 나타날 위험이 거의 없다는 것이 장점입니다. 그러니 병원에서는 약만 처방받고 집에서 시행할 수 있습니다.

피하 면역치료는 더 오래전부터 실시되었고 효과도 좋은 편이지만 부작용도 조금 더 많이 나타날 수 있습니다. 주사를 계속 맞아야 한다는 부담감도 있습니다. 그래서 아이들에게는 설하 면역요법을 보다 더 선호합니다. 다만 치료약으로 개발된 원인물질의 수가 적기 때문에 개발된 물질에 대한 알레르기가 있는 경우가 아니라면 사용할 수 없습니다.

면역치료는 아토피 피부염보다는 알레르기 비염이 있는 경우 더욱 효과가 좋은 편입니다. 아토피에 대한 연구가 지속적으로 이루어지고 있기는 하지만, 일반적으로 아토피 피부염에는 한 가지 원인이 아니라 여러 가지 복합 요인이 작용하는 예가 많기 때문입니다. 면역치료로 한 가지 원인만 잡아서는 해결되지 않는 경우가 많아서 효과가 상대적으로 떨어질 수 있습니다.

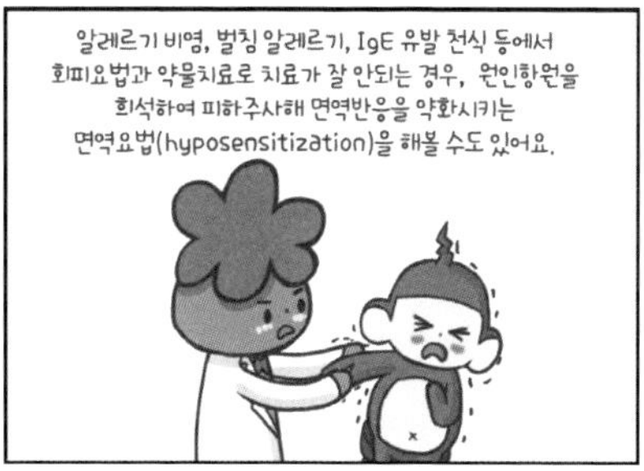

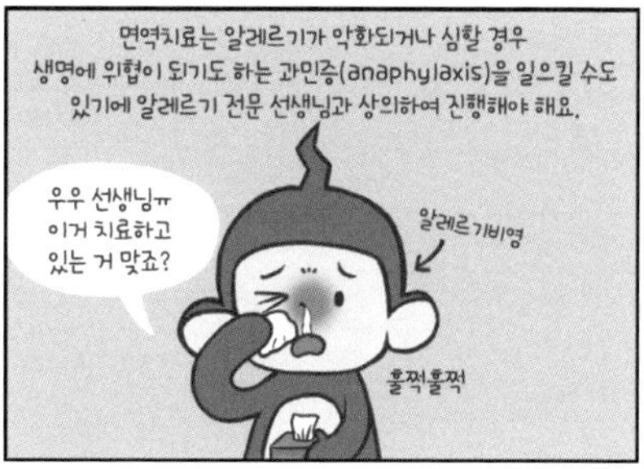

Chapter 5

가려움증

5-1

가장 참기 힘든 증상, 가려움

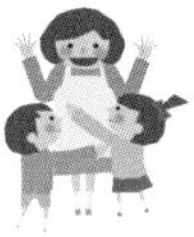

아토피피부염 환자를 가장 힘들게 하는 것은 거칠고 우둘투둘한 피부가 아닌, 바로 가려움증입니다. 특히 아무것도 모르는 아기들에게는 더더욱 그렇지요. 이유도 모른 채 그저 괴로우니 얼마나 힘들까요. 아토피 피부염의 주 진단기준 중 하나이기도 한 가려움증은, 부모님이 보기에도 가장 안쓰러운 증상입니다.

말도 못하고 잘 움직이지도 못하는 아기에게 가려움증은 매우 고통입니다. 손으로 긁지 못하기 때문에 엄마 품에 안겨서 얼굴을 엄마 옷에 문지릅니다. 등이 가려운 경우 누워서 온 몸을 꿈틀거리며 옷이나 이불에 비벼대기도 합니다. 발버둥 치며 괴로워하기도 하지요.

제대로 긁기 시작한 아이들은 몸 여기저기를 피가 나도록 긁어 댑니다. 특히 잘 때 많이 가려워하며 쉽게 잠들지 못하는 일도 있지요.

자다가 벅벅 긁으며 깨서 짜증내거나 소리 지르며 울기도 합니다. 보다 못한 엄마는 아이에게 그만 좀 긁으라고 소리를 지르게 되고 이내 미안함에 함께 울어버리는 상황을 아토피 자녀를 둔 부모라면 종종 겪게 됩니다.

긁고 있는 아이를 보며 좀 참아보지 왜 그러냐고 짜증낸 적 있나요? 긁어달라는 아이에게 잠이나 자라고 화낸 적은 없나요?

아토피 피부염에 의한 가려움증은 우리가 생각하는 강도보다 훨씬 더 심각하답니다. 손바닥이나 발바닥을 모기에 물려 무척 괴로웠던 적이 있을 겁니다. 아이들의 가려운 정도는 온 몸이 모기에 물린 것처럼 괴롭죠. 남들 시선을 의식하는 나이가 되기 전까지는 가려움증이 아이의 최고의 적입니다. 아토피의 가려움증은 생각보다 심각하고 괴로움의 강도도 큽니다.

5-2

가려움증 대처하기

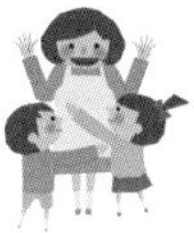

가려움증은 알레르기의 원인물질이나 자극에 노출되었을 때, 감염이 되었을 때, 스트레스가 지속될 때 더 심해집니다. 문제는 긁는 행위 자체가 아토피 피부염을 계속 악화시킨다는 것입니다. 그렇지 않아도 약해진 피부가 긁는 것 자체로 자극을 받기도 하고 피부가 손상되어 더 악화되는 것이지요. 더러운 손톱으로 긁다보면 감염도 쉽게 동반된답니다. 보다 못한 엄마가 긁지 말라고 혼도 내고 다그칠 수도 있지만 쉽지 않습니다. 물론 두 손을 묶어놓으면 좋아지겠지만 못 긁는 아이의 괴로움은 이루 말로 다할 수 없겠죠. 이러한 악순환의 고리를 끊기 위하여 가려움증을 없애주는 것은 정말 중요한 일입니다.

가려움증은 일단 원인을 찾아서 없애주어야 합니다. 재질이 따가운 소재의 옷은 가려움증의 원인이 될 수 있으니 몸에 너무 밀착되지 않고 통기가 잘 되는 순면 옷을 권합니다. 온도에 민감한 가려움증도 있습니다. 뜨거운 물에 몸을 담그거나 에어컨을 세게 틀어놓아 생기는 급격한 온도 변화도 가려움증을 유발할 수 있으니 피하는 것이 좋습니다.

만병의 근원이라고 하는 스트레스 역시 아토피 피부염이 있는 환자의 가려움증을 악화시킨다고 합니다. 그래서 스트레스를 줄이는 노력을 함께 해주어야 합니다. 놀기 좋아하는 아이들은 밖에서 맘껏 뛰어놀게 하세요. 좋아하는 놀이를 충분히 제공해주면 놀이에 집중하게 되어 가려움을 잊기도 합니다. 자려고 누워 잠들기 전까지 가장 가려움이 심한데 충분히 놀면 피곤해 빨리 잠들어버리기 때문에 가려워하는 시간이 줄어드는 장점이 있습니다. 조금 큰 아이들이나 성인에게는 명상과 같은 이완요법이 도움이 될 수 있습니다.

피부를 보호하는 피부 보호막을 재생시켜주는 것 역시 매우 중요합니다. 가장 중요한 것이 적절한 수분 공급인데요, 그렇기 때문에 목욕과 보습에 신경을 많이 써야 해요. 물론 습관적으로 긁어서 피부를 손상시키는 행동도 고쳐줘야 하겠죠. 밤에 자면서 무의식중에 긁는 아이들이 많기 때문에 잘 때 손에 면장갑이나 느슨한 양말을 씌워주는 것도 좋습니다.

5-3

발라서 완화하기

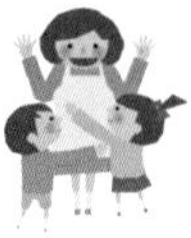

염증이 줄어야 가려움증도 줄어듭니다. 따라서 충분한 보습과 스테로이드 사용, 살균 재생 관리 등과 같은 아토피 피부염의 일반적인 치료법이 가려움증을 줄이는 데 효과적입니다. 한편 가려움증이 지속되는 경우라면 가려운 부위에 뿌리는 전용 스프레이로 가려움증을 다소 해결할 수 있습니다.

가려움증의 원인이 되는 증상이 있을 때 몸은 그 가려움을 뇌에서 느끼도록 신경을 통해 전달해줍니다. 이때 가려움증을 신경으로 전달해주는 역할을 하는 물질이 있는데 바로 그 물질을 차단해주는 것입니다. 가려움증이 전달되지 않기 때문에 긁지 않게 해주는 것이죠.

보습제를 먼저 사용할 경우 나중에 뿌리는 액상 스프레이가 잘 흡수되지 않기 때문에 꼭 스프레이를 먼저 뿌려주는 것이 좋습니다. 스테로이드가 들어 있지 않아 어린 아이들에게도 장기적으로 사용이 가능하고 효과가 매우 빨리 나타나는 편이라 만족도가 높은 편입니다.

이 제품은 아토피뿐만 아니라 다른 가려움증에도 사용이 가능해요. 가려움이 무척 심해도 마땅히 약 쓰기가 어려웠던 임산부 소양증에도 효과가 좋답니다. 또한 잘 씻고 보습하는 것 외에 해줄게 없었던 항문이나 외음부 소양증에도 성기 부분에 직접적으로 닿지 않게 조심해서 사용해볼 수 있어요.

긁는 행위 자체가 피부를 많이 손상시키고 균 감염으로 피부를 악화시키기기 때문에 안 긁게 도와주는 것은 무척 도움이 됩니다. 가려운 느낌 자체가 무척 괴로운데 가려움을 안 느끼게 되니 아이 역시 훨씬 편안해한답니다. 긁느라 잠들기 힘들어하거나 자다 깨서 긁던 아이들에게도 숙면을 취하게 도와줍니다.

5-4

먹어서 완화하기

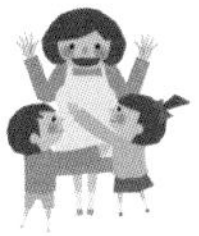

가려움증에 쓰이는 대표적인 먹는 약이 항히스타민제(antihistamines)입니다. 저의 필수 상비약이기도 하죠. 물론 항히스타민제가 만능 해결사는 아니지만 대부분의 가려움증에 효과가 좋은 편이며 큰 부작용 없이 가볍게 쓸 수 있다는 장점 덕분에 많이 사용되고 있어요.

1세대 항히스타민제에는 진정 작용도 있습니다. 다시 말해, 이 약을 먹고 졸려하는 사람이 많다는 것입니다. 간혹 이 약만 먹으면 하루 종일 졸려하는 경우도 있어요. 약에 무척 예민한 경우이지요. 그래서 낮에 쓸 때는 특히 운전을 해야 하거나 중요한 결정을 해야 하는 경우에는 유의해야 합니다. 다행히도 가려움증은 보통 낮보다는 밤에 심해집니다. 가려움증 때문에 잠을 잘 못자는 일도 무척 많습니다. 이런 경우 저녁 때 한 번 먹으면 덜 간지럽고 잠도 잘 와서 효과가 좋은 편입니다.

2세대 항히스타민제는 비교적 졸음이 덜 오고 항알레르기 작용을 하기 때문에 낮에 사용하기 더 좋습니다. 아토피 피부염과 알레르기

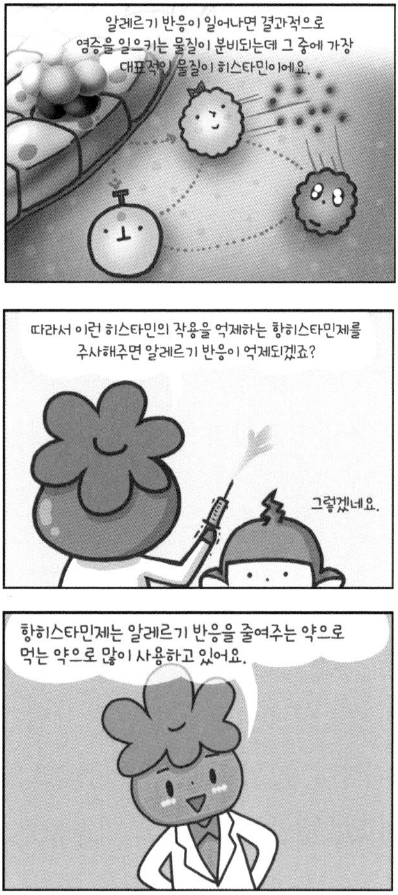

비염이 동반된 경우나 음식알레르기로 인한 두드러기가 동반되었을 때 사용하면 더욱 좋습니다.

면역조절제 역시 가려움증을 유발하는 신경전달물질이 만들어지는 것을 방해하여 가려움증을 완화합니다. 간혹 가려움증이 너무 심하거나 가려움증 때문에 잠을 제대로 못 자는 경우는 진정제나 항우울제를 같이 쓰기도 하지만, 아이들에게는 거의 사용하지 않습니다.

달맞이꽃종자유를 사용해도 가려움증에 일부 도움이 됩니다. 이것은 약은 아닙니다. 한 번 먹는다고 금방 증상이 좋아지는 건 아니지요. 하지만 꾸준히 먹었을 때 도움이 될 수 있습니다. 건강기능식품이지만 병원에서 보험으로 처방도 가능하답니다.

5-5

생리식염수 팩

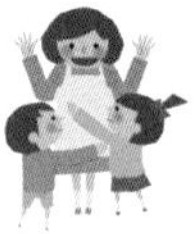

피부가 갑자기 심하게 악화될 때가 있습니다. 이런 경우 주로 진물이 나면서 가려움증도 함께 심해진답니다. 일단 가려움증을 완화하기 위해 피부를 시원하게 해주면 도움이 됩니다. 얼음 팩을 수건으로 감싸서 대거나 시원한 생리식염수 팩을 올려줄 수도 있습니다. 물수건을 대주는 경우에는 떼어냈을 때 더 빨리 건조해질 수 있으니 생리식염수를 사용하는 것이 좋습니다. 다만 생리식염수는 렌즈 보관용을 구입할 경우 보존제 등이 들어 있으니 반드시 코 세척용으로 구입해주세요. 생리식염수에서는 균이 잘 자랄 수 있습니다. 냉장고에 시원하게 보관하되 가급적이면 3일 이상 사용하지 않는 것이 좋습니다. 요즘은 20밀리리터짜리 작은 용량으로 시판되는 식염수도 많으니 미리 구매해 냉장고에 넣어두었다가 필요할 때 꺼내어 사용하는 것도 좋습니다.

Tip

생리식염수 팩을 만들기

1. 손을 깨끗하게 씻어주세요.
2. 소독된 멸균거즈에 시원한 생리식염수를 적셔주세요.
3. 식염수가 줄줄 흐르지 않도록 살짝 짜주세요.
4. 증상이 심한 부위에 올려놓으세요.

* 너무 오랜 시간 팩을 올려놓을 경우 오히려 피부가 더 건조해질 수 있으니 10분 내외로 짧게 올려놓은 다음에 보습을 충분히 해주세요.
* 팩을 올려놓고 가만히 있지 않는 어린 아이는 부모님이 팩을 손에 쥐고 진물이 나는 부위를 가볍게 톡톡 눌러주는 것도 도움이 됩니다.

Chapter 6

치료보다 중요한 관리

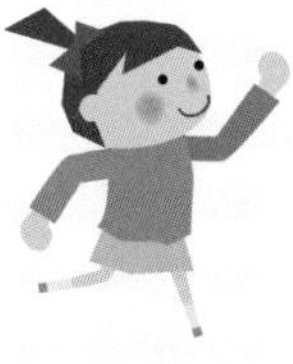

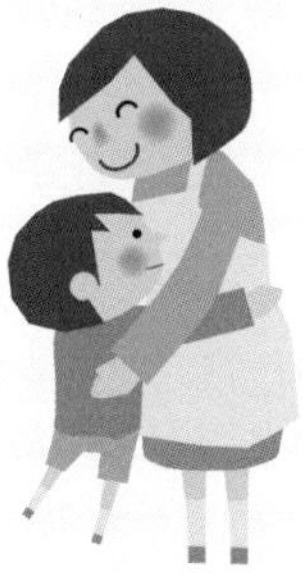

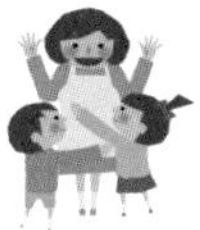

기계는 망가졌을 때 매뉴얼대로 고치면 같은 결과가 나옵니다. 망가진 부품은 교체하면 되고 그마저 안 되면 새로 사면 그만입니다. 우리 의사가 치료하는 대상은 기계가 아니라 사람입니다. 인간은 매뉴얼대로 고칠 수 있는 간단한 존재가 아닙니다. 그래서 의학은 과학이 아니라 예술이라고 말하는 사람도 있습니다. 아토피 피부염의 경우는 특히나 그렇습니다. 아무리 좋은 결과를 가져왔던 치료 방법이라도 다른 사람에게 적용하면 아무런 반응이 없기도 합니다. 확실히 좋아질 것 같다가도 갑자기 나빠지는 경우도 있습니다. 아토피 피부염의 특성 때문입니다.

알레르기 질환이라는 특성을 비추어 볼 때 피부가 악화되는 요인이 분명 있을 것입니다. 그 원인이 한두 가지에 국한된다면 그나마 다행이겠지만 실제로는 복합적인 원인이 작용하는 경우가 대부분입니다. 알레르기 검사는 흔하게 발견되는 원인을 중심으로 진행됩니다. 수만 가지의 원인이 존재할 수 있는 알레르기의 특성상 기본 검사만으로 모든 원인을 파악하기란 한계가 있습니다. 심지어 알레르기를 치료한다는 스테로이드나 항히스타민제 등에 알레르기가 있는 환자도 있습니다.

의사 입장에서도 충분히 생각하고 치료를 시행하지만 반응이 늘 예상했던 대로 나오는 것은 아닙니다. 치료 후 아무런 차도가 없다고 하여 그것을 속단해서는 안 됩니다. 아토피 치료법은 시간을 가지고 천천히 방법을 찾아가는 것이 무엇보다 중요합니다. 한두 번

해보고 안 된다고 좌절하기보다는 개인의 증상과 상태를 파악하며 올바른 치료 방향을 찾아가야 합니다. 아토피는 감기처럼 언제든 다시 찾아올 수 있습니다. 그렇기 때문에 꾸준한 관리가 중요하지요.

아토피 치료에서 빼놓을 수 없는 부분이 목욕과 보습입니다. 약물 치료에만 의존해서는 기대하는 만큼의 효과를 얻기 어렵습니다. 건강한 피부를 유지해주는 목욕과 보습은 예방법인 동시에 가장 적극적인 치료법입니다.

6-1

목욕은 왜 중요할까?

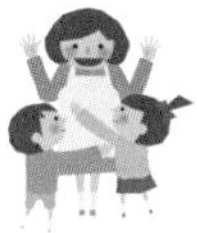

아토피 피부염을 관리하는 데 있어 목욕은 매우 중요합니다. 목욕을 자주 하면 아토피에 오히려 좋지 않다는 이야기를 간혹 듣는데 이는 분명 잘못된 정보입니다.

목욕이 중요한 두 가지 이유가 있습니다. 하나는 깨끗한 몸을 유지하기 위해서이며 또 하나는 충분한 수분 공급을 위해서입니다.

일단 아이들이 흘리는 땀과 피부에 쌓이는 비듬이 알레르기 원인물질로 작용할 수 있습니다. 아이 몸에서 나는 땀이 알레르기 원인이 된다니 놀라는 분도 있을 텐데요. 땀뿐만 아니라 침도 알레르기의 원인이 됩니다. 침독이라고 들어봤을 텐데요, 침을 많이 흘리는 아기들 입 주변이 빨개지는 걸 본 경험이 있는 분이라면 '아, 그렇구나!' 할 겁니다.

특히 이가 나고 있는 어린 아기들은 침을 많이 흘리는데 침 자체가 피부에 자극이 될 수 있고 턱으로 흘러내린 이유식에 의해서도 접촉성 피부염이 악화되는 예가 적지 않습니다. 아이 얼굴에 묻은 침이나 이유식은 손에 물을 묻혀 닦아주면 좋고, 부드럽고 깨끗한 가재 손수건에 물을 묻혀 닦아주는 것도 좋습니다. 유난히 침을 많이 흘리는 아기는 턱받이가 금방 젖을 수 있기 때문에 자주자주 갈아주는 것이 좋습니다.

먼지나 여러 오염물질 또한 아토피 피부염을 심하게 만들 수 있습니다. 약한 피부에 자극을 주기 때문이죠. 자극을 줄이기 위해서는 그런 원인물질을 잘 닦아내어 깨끗하게 유지해주는 것이 무척 중요하답니다. 자주 씻지 않는 아토피피부염 환자에게는 황색포도알균 감염도 더 많이 동반됩니다. 그렇기 때문에 목욕은 정말 중요합니다.

목욕이 중요한 또 하나의 이유는 수분 공급 때문입니다. 아토피 피부염이 있을 때 몸이 많이 건조하다는 건 잘 알고 있죠. 그래서 이 건조한 피부에 수분을 충분히 공급하는 것이 깨끗하고 건강한 피부를 유지하는 방법입니다. 목욕은 몸 전체에 충분한 수분을 공급할 수 있는 좋은 방법이지요. 단, 목욕하고 나오는 순간 수분이 빠르게 증발되면서 피부가 건조해지기 때문에 나오는 즉시 충분히 보습을 해주어야 합니다.

아토피 피부염을 앓고 있는 아이들은 피부로 인한 스트레스를 많이 받는데 그런 스트레스가 피부를 더 악화시킬 수 있어요. 대부분의 아이들은 따뜻한 물속에 몸을 담그고 있는 것을 좋아하기 때문에 기분 좋은 온도에서 하는 목욕은 스트레스 완화의 측면에서도 도움이 됩니다.

다만 아토피 피부염을 앓고 있는 아이의 경우 목욕할 때 지켜야 할 몇 가지 규칙이 있습니다.

6-2

목욕은 어떻게 해야 할까?

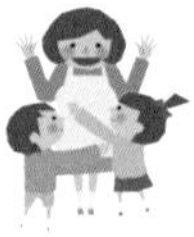

목욕은 일반적으로 하루에 한 번은 꼭 시켜주는 것이 좋아요. 여름에 땀을 많이 흘린다든지, 밖에서 먼지를 뒤집어썼다든지 하면 추가로 한 번 더 씻겨주는 것이 좋고요. 간혹 아침에 씻기는 분이 있는데 더러운 상태로 잠들게 되면 온갖 알레르기의 원인물질이 밤새도록 몸에 들러붙어 피부를 더 안 좋게 만들 수 있어요.

보통 수면의식을 목욕으로 시작하는 경우가 많아서 자기 전에 목욕을 시키게 되지요. 하지만 앞에서도 말했다시피 목욕의 역할 중 하나가 수분 공급이고 다른 한 가지가 땀이나 먼지 같은 자극이 될 만한 물질을 제거하는 것이죠. 아이가 하루 종일 집안에서 차분하게 있었다면 상관없지만, 밖에서 신나게 놀고 왔다면 집에 오자마자 옷을 벗고 씻는 것이 좋아요.

목욕할 때는 물에 몸을 가슴까지 담그는 것을 추천합니다. 다만 뜨거운 물을 사용하는 것은 피부를 자극할 수 있으니 피하는 게 좋습니다. 손목까지 넣어봤을 때 기분 좋은 따뜻함이 느껴지는 정도의 온도라면 적당합니다. 엄마가 생각하기에 딱 좋은 온도가 아이에는 너무 뜨겁게 느껴질 수 있어요. 느낌은 주관적인 것이니까 아이가 원하는 온도로 맞춰주는 게 좋습니다. 간혹 가려움증을 완화한다고 찬물에 목욕시키는 분이 있어요. 하지만 찬물 목욕은 아이에게 고통을 주어 자칫 스트레스로 인해 아토피 피부염이 악화될 수 있습니다. 자극적인 방식은 피하는 것이 좋습니다. 가려움증이 심하다면 그 부분에만 얼음 팩을 대주는 정도는 괜찮습니다.

물속에 너무 오래 있는 것도 좋지 않습니다. 적절한 시간은 10분 내외로 최대 20분을 넘지 않도록 해주세요. 물에 지나치게 오래 있는 경우 각질이 불어 때처럼 밀려 떨어집니다. 각질이 떨어지면 피부를 보호해주는 피부장벽을 손상시킬 수 있으니 때는 밀지 않도록 해요. 목욕 타월이나 스펀지 역시 피부에 자극이 될 수 있답니다. 맨

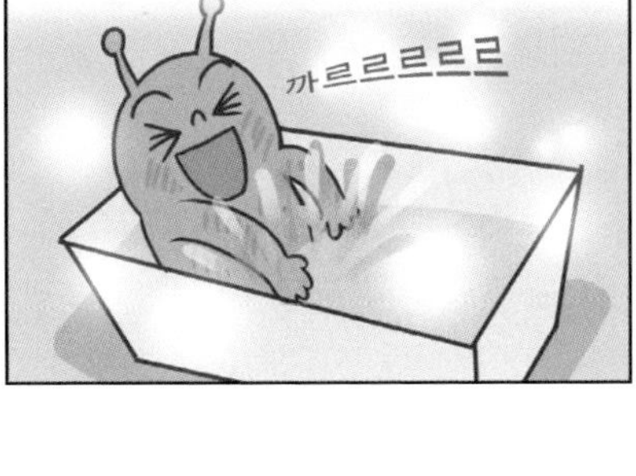

손바닥에 거품 세정제를 짜서 부드럽게 씻겨주는 것이 좋습니다.

수건으로 닦을 때 역시 문지르면 피부에 자극이 될 수 있으니 톡톡 두드려 물기만 제거하세요. 목욕물에서 밖으로 나오는 순간부터 피부는 빠르게 건조해지기 시작합니다. 반드시 3분 내에 충분한 보습을 해주세요.

6-3

세정제 사용하기

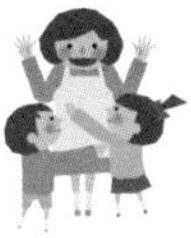

아이 목욕은 매일 시키는데 물로만 씻기는 분이 있어요. 하지만 물만으로는 먼지나 땀 등의 오염물질이 충분히 씻겨 내려가지 않아요. 깨끗하게 씻지 않으면 땀이나 먼지가 남아 피부를 자극할 수 있고 황색포도알균 같은 세균이 잘 자랄 수도 있어요. 그래서 꼭 세정제를 같이 써주는 게 좋습니다. 다만 피부를 자극할 수 있는 세정제는 사용하지 않는 것이 좋겠지요. 피부는 약산성이지만 대부분의 고체 비누는 알칼리성이고 피부에 자극을 줄 수 있는 자극성 계면 활성제가 들어 있는 경우가 많아요.

바디워시

바디워시는 pH 4.5~5.5 정도의 약산성 제품을 쓰면 됩니다. 향료는 자극이 될 수 있기 때문에 자극이 적은 무향 제품을 선택하는 것이 좋습니다. 액상 세정제는 손으로 충분히 거품을 내어 사용하고, 아니면 아예 거품이 바로 나오는 약산성 거품 세정제를 사용하는 것도 피부 자극을 줄이는 방법입니다. 간혹 집에서 직접 만든 천연 세정제를 사용하기도 하는데 오히려 입증되지 않은 천연 물질이 더 자극을 줄 수 있기 때문에 꼼꼼히 확인하고 검증된 제품을 사용하는 게 좋습니다.

샴푸와 린스

샴푸와 린스는 충분히 헹구어내야 합니다. 특히 린스는 미끈미끈하며 잘 닦이지 않기 때문에 더욱 주의하여 사용해야 합니다. 샴푸는 필요한 최소량을 사용하고 샤워기로 충분히 헹구어내도록 합니다. 린스는 얼굴이나 두피에 닿지 않도록 모발 끝 쪽을 위주로 사용하는 것이 좋습니다. 목 주변이나 얼굴에 습진이 계속 생긴다면 목욕하기 전에 몸에 닿지 않게 머리만 먼저 감고 나서 샤워 캡을 쓰고 목욕하는 것도 방법입니다.

머리카락이 목을 자극하여 아토피 피부염이 나빠지는 경우가 생각보다 많습니다. 남자아이라면 짧게 잘라주는 것이 좋고 여자아이 역시 짧게 자르거나 아예 묶어 올려 머리카락이 목이나 등을 자극하지 않도록 해주는 것이 좋습니다.

6-4

아토피 예방은 손 씻기부터

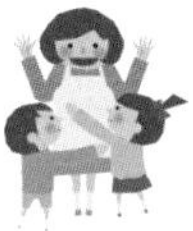

아토피 피부염이 있으면 가려움증 때문에 자기도 모르게 몸을 긁는 경우가 많습니다. 게다가 약한 피부는 감염에 더 취약하므로 손 위생이 정말 중요합니다. 외출하고 왔거나 손이 더러워지면 그때그때 손을 씻는 습관이 몸에 배도록 해줘야 하죠. 물로만 씻어서는 충분히 깨끗해지기 어렵기 때문에 자극 없는 세정제로 잘 씻은 다음 반드시 보습을 해주어야 합니다.

손톱관리 역시 중요합니다. 긁다보면 피부에 상처가 쉽게 생기기 때문에 항상 짧게 잘라주고 날카로운 부분이 없도록 관리해야 합니다.

6-5

온천욕과 수영,
제대로 알고 하자

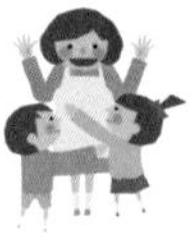

온천욕은 예로부터 원기를 회복하는 데 이용된 전통적인 보조요법입니다. 특히 근골격계 질환의 재활이나 스트레스 이완에 도움이 됩니다. 일반적으로 뜨거운 물로 하는 목욕은 권하지 않지만 가끔 자기가 기분 좋게 느끼는 고온에서 목욕하는 것은 가려움증과 아토피로 인한 스트레스 해소에 도움이 될 수 있습니다.

지열로 데워지는 온천수는 각 지역마다 포함되어 있는 이온 성분들이 다릅니다. 그 중 망간과 요오드 이온이 포함되어 있는 산성 성분의 온천수는 황색포도알균의 살균에 도움이 됩니다. 칼슘, 마그네슘 이온과 유황이 포함된 온천수는 피부장벽의 회복과 보습을 도와줍니다. 이외에도 다양한 미네랄이 염증 물질의 활성을 줄여주며 염증을 가라앉히는 역할을 합니다. 간혹 아토피 피부염이 전염성 피부

질환인 줄 알고 동반 입욕을 꺼리는 경우가 있는데 전염되지 않으니 걱정하지 말라고 꼭 알려주세요.

알레르기 질환이 있는 아이에게 수영 자체는 좋은 운동입니다. 하지만 수영장 물속에 들어 있는 염소 소독제가 아토피 피부염을 악화시키는 일이 있습니다. 수영장을 이용할 때는 염소 농도가 너무 높지는 않은지 꼭 체크하도록 하세요. 요즘은 염소 소독 대신에 오존 소독기로 소독하거나 친환경 해수풀이라는 이름으로 염분을 넣어 전기분해로 소독하는 수영장도 있습니다. 어느 수영장을 가든 수영 후에는 반드시 약산성 세정제로 충분히 씻어 피부에 소독제가 남지 않도록 해주세요.

6-6

보습이 이렇게 중요하다니!

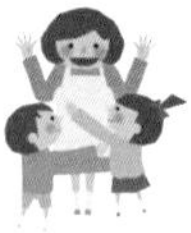

요즘 워낙 아토피피부염 환자가 많은 데다 저 또한 알레르기가 있다 보니 임신하기 전부터 내 아이도 아토피 피부염이 생기는 게 아닐까 늘 걱정이었습니다. 아토피 피부염에 관한 학회 강의가 있으면 더 열심히 들으러 다녔지요. 어느 발표자의 강의 내용에 따르면, 아토피를 조절하기 위해서는 지속적인 관리를 생활화하는 것이 무엇보다 중요하고 하루 5번의 보습이 스테로이드 연고를 한 번 바르는 것과 비슷한 효과를 나타낸다고 하더군요. 결국 아토피 치료에는 관리만큼 좋은 약이 없다는 것을 다시금 생각하게 됩니다. 어린 아이의 경우 200밀리리터 용량의 크림을 일주일에 한 통씩 쓰라는 말에, 단순히 바르는 차원이 아니라 항상 피부가 촉촉하도록 충분한 수분을 유지하는 것이 보습이라는 것을 알았습니다.

목욕 못지않게 중요한 것이 빠른 보습이에요. 목욕으로 피부에 충분히 공급한 수분을 빼앗기기지 않도록 재빨리 한 겹 덮어준다고 생각하세요. 많이 가려워하는 아이들에게 보습제를 충분히 발라주면 가려움증이 확실히 줄어드는 것을 볼 수 있습니다. 빨갛게 갈라지거나 거칠거칠하게 두꺼워진 피부가 진정되는 것도 볼 수 있지요. 어릴 때부터 보습을 충분히 해주면 아토피 피부염을 예방, 억제하는데 효과적이라는 것이 여러 연구를 통해 계속 입증되고 있습니다. 부모에게 알레르기가 있거나 아이 본인에게 음식알레르기가 있는 등 아토피 피부염이 발생할 위험이 높은 아이는 현재 피부가 좋더라도 보습은 습관처럼 꾸준히 해주는 것이 좋습니다.

간혹 얼굴만 바르거나, 얼굴은 빼고 바르거나, 귀 앞쪽까지만 바

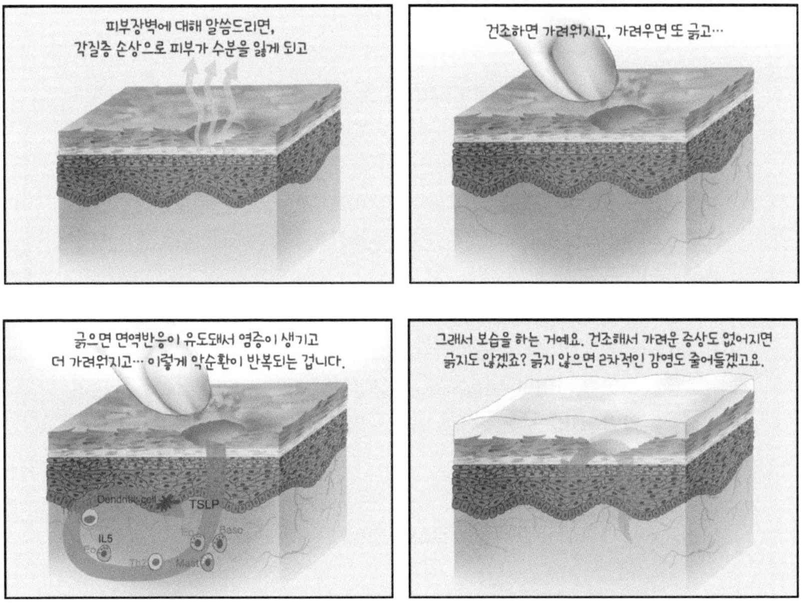

르기도 하는데, 귓바퀴와 귀 뒤쪽을 포함한 얼굴 전체와 몸 전체에 고루 발라주도록 합니다. 어른들의 경우 보습제를 얼굴에 바르는 것과 몸에 바르는 것으로 나누어 사용하는 예가 많습니다. 얼굴에는 미백이나 주름 등과 관련된 기능성 성분이 들어 있는 것을 사용하는 일이 많기 때문입니다. 하지만 얼굴과 몸에 같은 보습제를 사용해도 상관없습니다. 특히 아토피 피부염이 있는 아이에게는 세라마이드(ceramide) 성분이 충분히 들어 있는 저자극 보습제를 얼굴과 몸에 넉넉히 발라주세요.

Tip

보습제의 제형

보습제는 로션, 크림, 오일, 연고 등 다양한 제형이 있습니다.

로션은 수분이 많아 가볍게 발라져 쉽게 사용할 수 있습니다. 단, 보습력이 약해 빨리 건조해진다는 단점이 있지요. 로션은 많이 건조하지 않은 여름에 흔히 사용하는데, 몸 전체와 같이 넓은 부분에 주로 사용합니다. 하지만 날씨가 추워지기 시작하면 로션만으로는 부족할 수 있습니다.

크림은 로션보다 오일 함량이 높아 좀 더 뻑뻑한 느낌이 들기는 하지만 보습력은 더 뛰어납니다. 그래서 보통 여름을 제외하고는 크림 타입을 사용할 것을 권하는 편입니다.

크림에 오일 성분이 더 들어간 제형을 밤(balm) 타입이라고 하는데 끈끈함이 좀 더 심한 편입니다. 보습력이 우수하여 겨울에도 오랫동안 촉촉함이 유지되는 장점이 있습니다. 보습하는 걸 싫어하는 아이나 자주 발라주기 어려운 상황이라면 날씨가 건조해지는 가을과 겨울철에는 밤 타입의 보습제를 사용하는 것도 좋습니다.

다만 진물이 나는 경우 끈끈한 보습제는 피부 상태를 악화시킬 수 있으니 가벼운 로션 타입의 보습제를 사용하는 것이 좋습니다.

6-7

보습제, '사용법'이 효과의 차이를 만든다

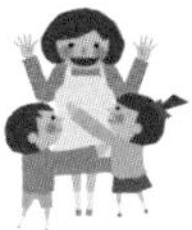

목욕 후 3분 이내, 물기가 마르기 전에 충분히 보습을 해주는 것이 중요합니다. 목욕을 하고 나서 한 번만 바르는 것이 아니라 보통 온몸에 하루 2회 이상은 발라주는 게 좋습니다. 많이 건조한 부위에는 하루 5번 정도 바르면 도움이 됩니다. 보통 목욕은 하루에 한 번 정도 하므로, 목욕할 때를 제외하고는 씻지 않은 상태에서 바로 보습하면 됩니다. 다만 땀을 많이 흘렸다든지 음식물이나 먼지 등으로 지저분해졌을 때에는 물로 가볍게 닦아내고 보습해주는 것이 좋습니다.

보습제는 아끼지 말고 충분한 양을 덜어서 듬뿍 발라주는 것이 좋습니다. 한 번에 충분히 보습을 하겠다고 이것저것 여러 제형의 제품을 덧바르는 분이 있습니다. 이렇게 다양한 제품을 한꺼번에 쓰는 경우 어느 것이 아이 피부에 맞는지 알 수 없을 뿐 아니라 그 중 하나라도 피부와 맞지 않으면 상태가 좋아지길 기대하기는 어렵습니다. 따라서 한 번에 여러 가지 제품을 덧바르기보다 한 가지를 자주 발라주는 것이 좋습니다.

보습제는 보통 일주일에 어린이는 200밀리리터, 성인은 500밀리리터 한 통 정도를 사용하는 것이 아토피 피부염의 호전에 도움이 된다고 합니다. 좋다는 고가의 보습제를 아껴 쓰기보다는, 아이에게 잘 맞는 조금 저렴한 보습제를 많이 구입해서 여기저기에 두고 충분히 자주 발라주는 것이 효과 면에서는 더 좋습니다. 기저귀 차는 아이들은 기저귀함에 보습제를 넣어두고 기저귀를 갈 때마다 발라준다고 생각하면 좀 더 자주 바를 수 있어요.

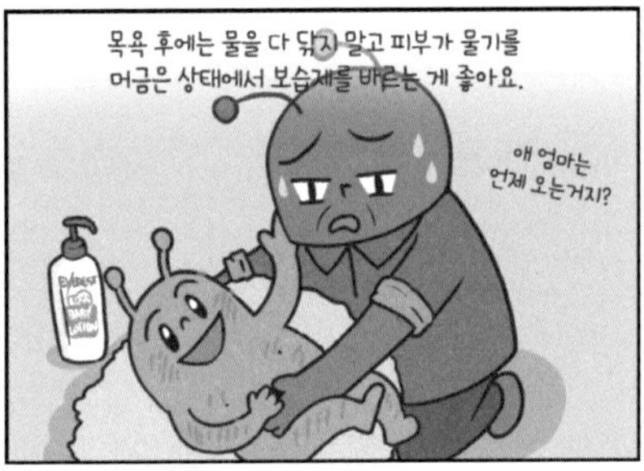

6-8

의사 엄마의 좋은 보습제 선택법

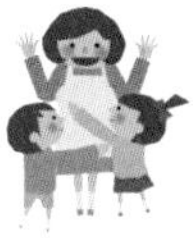

시중에 나와 있는 보습제는 정말 다양합니다. 종류가 많다 보니 한 번에 서너 가지 보습제를 사두었다가 번갈아가며 발라준다는 부모님들 이야기를 자주 듣습니다. 하지만 여러 가지를 한꺼번에 사용하면 아이에게 맞는 제품과 안 맞는 제품을 구별할 수 없게 됩니다. 보습제를 추천해 달라는 부모님들이 많은데 내 아이에게 가장 좋은 보습제는 써 봐야 안답니다. 사람들이 좋다고 해서 내 아이에게도 꼭 좋을 거라고는 장담할 수 없으니까요.

아이 피부가 예민한 편이라면 보습제를 바꿀 때 신중해야 합니다. 처음부터 온 몸에 발랐다가 접촉성 피부염이 생기면 곤란해질 수 있으니 주의하세요. 처음 사용하는 보습제는 조금씩 발라보며 피부반응을 확인하는 것이 좋습니다. 배, 허벅지 안쪽, 귀 아래쪽 등 눈에 잘 띄지 않는 부위를 찾아 같은 자리에다 하루에 두세 번씩 며칠간 발라보세요. 가렵거나 빨갛고 거칠게 올라오는 증상이 없으면 일단 그 제품은 우리 아이에게 접촉성 피부염을 일으키지 않는다고 생각해도 좋습니다. 이렇게 테스트를 거쳐 이상이 없으면 아이 몸에 발라봅니다.

아토피 피부염이 있는 경우에는 피부가 쉽게 자극을 받습니다. 순한 제품이라고 해서 절대 안심할 수 없습니다. 피부가 특별히 빨개지거나 거칠어지지 않는다고 해도 바를 때 따갑거나 화끈한 느낌이 들면 신경이 예민해집니다. 또 너무 끈적이거나 불편한 느낌이 있다면 그 제품은 쓰지 않는 것이 좋습니다. 보습은 하루에도 여러 번 해주어야 하는데 보습의 느낌을 싫어하는 경우 보습하는 습관 자체에 문제가 생길 수 있습니다.

천연 보습제를 직접 만들어 쓰기도 하는데 천연 물질 역시 접촉성 피부염을 일으키는 일이 종종 있으니 사용할 때 신중해야 합니다. 예를 들면 우리에게 익숙한 알로에 속에도 안 좋은 성분이 함유되어 있습니다. 천연 보습제를 만들 때는 문제가 될 수 있는 부분을 제거하지 않고 그대로 이용하면 접촉성 피부염을 일으킬 수 있으니 주의하세요.

개인적으로는 잘 알려진 회사의 제품을 선호하는 편입니다. 물론 우수한 기술력을 바탕으로 잘 만드는 작은 회사들도 많지만, 제품의 효과가 탁월하다면 사용 전 꼼꼼히 확인해보는 것이 좋습니다. 예전에 엄마들 사이에서 선풍적인 인기를 끌었던 보습제가 있는데, 알고 보니 그 안에 스테로이드 성분이 들어 있었습니다. 스테로이드가 들어간 줄 모르고 오랜 기간 전신에 발라주었다가 부작용이 생겨서 사회적 이슈가 되었지요.

세라마이드를 비롯한 피부지질 성분이 들어간 제품으로 선택하세요. 흡수가 빠른 제품은 사용했을 때 미끈거림이나 끈적임 없이 피부를 촉촉하게 유지시켜 줍니다. 피부자극 유발 성분을 최대한 배제시켜 민감한 피부에도 안심하고 사용할 수 있는 제품이 좋습니다. 대용량 제품을 구매해 사용하는 것도 좋습니다. 용량이 너무 적은 제품은 아무래도 금방 없어지다 보니 아까워서 쓰기 어려울 수가 있거든요.

6-9

피부장벽에 대해 알아보자

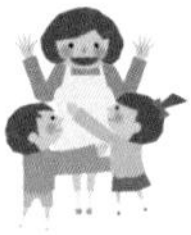

피부는 외부로부터 우리 몸을 보호해주는 장벽 역할을 하고 있다고 해서 피부장벽이라고도 부른답니다. 담장을 만들 때 벽돌을 차곡차곡 쌓고 나서 시멘트를 덧발라야 무너지지 않고 견고하게 유지되듯, 우리의 피부장벽 역시 벽돌 역할을 하는 각질세포가 차곡차곡 쌓여 있고 그것을 시멘트처럼 지질이 견고하게 연결해주는 것입니다. 지질의 대표적인 구성 성분은 세라마이드, 콜레스테롤, 자유지방산 등입니다.

보통 보습제에 세라마이드가 함유되어 있다고 많이 광고하지요? 세라마이드가 중요한 이유는 바로 이 피부장벽의 구성 성분이기 때문이랍니다. 그런데 이 피부장벽을 형성하는 유전자에 돌연변이가 발생해 피부장벽으로서의 역할을 제대로 하지 못할 수가 있습니다.

이때 아토피 피부염이 쉽게 생긴다고 하는 연구 결과들도 있어요. 각질세포들이 무너진 벽돌처럼 솟아올라 거칠거칠하게 만들기 때문이지요. 피부 속 수분이 빠져나가지 않게 막아주는 역할을 못해 더욱 쉽게 건조해지기도 합니다. 피부를 보호하는 장벽이 견고하지 않으면 보호막으로서의 기능도 떨어집니다. 그래서 외부의 알레르기 유발 물질이 쉽게 들어와 아토피 증상이 더 심해지지요. 그뿐만 아니라 정상 피부보다 바이러스나 세균이 쉽게 들어와 감염이 잘 됩니다. 그래서 아토피 피부염을 치료할 때 이 지질 구성성분을 채워주는 데 더욱 주목을 하고 있답니다.

6-10

생리적 지질 복합체라고?

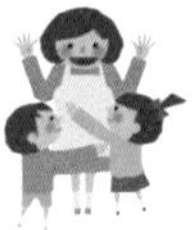

아토피 피부염이 있는 환자는 피부장벽이라는 피부를 보호하는 막의 구조와 기능이 망가진 상태입니다. 정상 피부보다 수분이 빨리 손실되어 쉽게 건조해지죠. 건조한 피부는 가려움을 동반하여 더 긁게 됩니다. 긁는 것 자체만으로도 피부는 더 손상될 뿐 아니라 손상된 피부를 통해 균이 더 잘 침투하여 쉽게 감염이 일어나기도 합니다. 그래서 피부 보호막의 중요성이 더욱 대두되고 있지요.

현재 세라마이드가 함유된 보습제가 많이 개발되고 있어요. 좋은 보습제의 주요 광고 문구 중 하나이기도 해서 많이 들어봤을 거예요. 세라마이드는 각질층을 형성하는 데 매우 중요한 성분 중 하나입니다. 외부에서 세균이 들어오지 못하도록 방어하고 상처 회복에 도움을 주는 중요한 역할을 한답니다.

콜레스테롤과 자유지방산은 지질 성분입니다. 피부를 부드럽게 하고 각질세포가 떨어져 나가지 않게 보호해주는 역할을 하지요. 세라마이드는 단독으로 사용하기보다는 콜레스테롤과 자유지방산을 일정 비율로 함께 사용할 때 피부 보호막이 잘 회복됨을 확인할 수 있었고, 여기에 주목하여 이 구성 성분을 채워주는 연구를 하게 되었습니다.

이렇게 개발된 생리적 지질 복합체는 스테로이드가 들어 있지 않은 치료제로 개발되었어요. 아토피피부염 환자가 이것을 하루에 두 번 정도 꾸준히 사용했을 때 스테로이드 제제를 사용하지 않아도 그와 비슷한 효과를 볼 수 있는 사례가 많았습니다. 외국에서는 실제로 스테로이드 사용 전에 1차 치료제로 사용하기도 합니다. 저 역시 심하지 않은 아토피에는 먼저 처방하고 있기도 하고요.

스테로이드 제제를 사용하다가 서서히 끊어볼 때 약을 대체하는 용도로 쓰기도 합니다. 발림성이 좋기 때문에 두껍게 바를 필요 없이 얇게 펴 바르면 된답니다. 한 번 바르는 양은 어른 엄지손톱만큼 떠서 아기 얼굴 전체에 펴 발라주면 됩니다. 다만 보습력은 충분하지 않은 편입니다. 그래서 단독 사용보다는 이 생리적 지질 복합체를 먼저 바른 뒤 그 위에 보습제를 한 번 더 덧발라주는 것이 효과가 좋습니다.

생리적 지질 복합체는 스테로이드와 달리 약은 아니기 때문에 장기간 사용해도 부담이 없다는 것이 가장 큰 장점입니다. 특히 각질 세포를 연결해주는 지질이 유전적으로 부족한 아이들에게는 이 생리적 지질 복합체만 사용해도 큰 효과를 볼 수 있답니다. 창상피복제로 인정받은 인정비급여 제품이기 때문에 병원에서 처방 받을 수 있습니다.

Chapter
7

건강기능식품

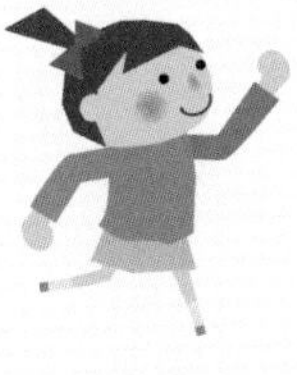

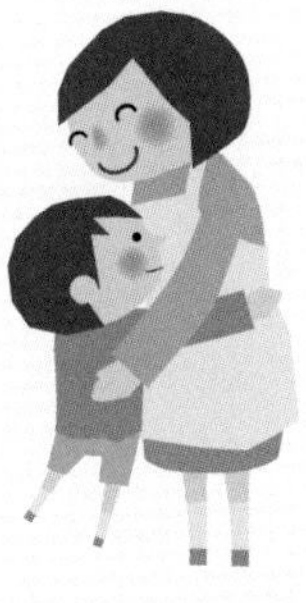

7-1

칼슘을 지켜주는 비타민 D가 아토피에도 좋은 거 아시나요?

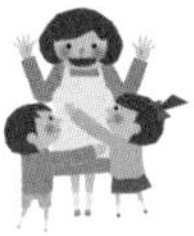

요즘 가장 핫한 비타민 중 하나죠. 비타민 D는 칼슘의 흡수를 도와 뼈를 튼튼하게 만드는 데 꼭 필요한 영양소입니다. 부족하면 뼈가 휘어지는 구루병에 걸릴 수 있답니다. 물론 구루병으로 진행되는 경우는 드물지만 뼈가 충분히 튼튼해야 하는 성장기에 비타민 D가 부족하면 아무래도 성장에 좋지 않은 영향을 미칠 수 있습니다. 비타민 D는 햇빛을 충분히 쐬면 몸에서 합성할 수 있지만 영유아가 강한 빛에 그대로 노출되면 노인이 되었을 때 피부암 발생률이 높아진다는 보고가 있기 때문에 6개월 미만의 영아에게 지나친 햇빛 노출은 추천하지 않으며 6개월 이상 된 아이는 썬크림을 충분히 바르는 것을 추천합니다.

따라서 미국에서는 산부인과에서 퇴원하는 날부터 아기에게 비타민 D를 먹이도록 권고하고 있습니다.

요즘 분유는 비타민 D가 강화된 제품이 대부분이므로, 모유 없이 분유를 800밀리리터 이상 먹는 완전 분유수유 아기의 경우 비타민 D를 따로 보충할 필요가 없습니다. 한편 모유는 우리 아이에게 매우 우수한 영양 공급원이지만 안타깝게도 비타민 D가 부족하기 때문에 모유수유를 하는 아기에게는 비타민 D를 먹이는 게 도움이 됩니다. 혹시 분유가 더 우수한가 생각할 수도 있는데, 모유에는 분유에 없고 추가 보충도 안 되는 성분들이 더 많이 함유되어 있을 뿐 아니라 다른 이점도 많으니까 모유를 먹이면서 비타민 D를 보충해주는 것이 더 좋습니다.

수유모는 수유 중 체내에서 칼슘이 빠져나갑니다. 칼슘 보충제를 따로 먹는 분이 있는데 칼슘은 우유, 마른꽃새우, 멸치 등 식품으로 보충하는 것이 더 효과적이니 칼슘 함량이 많은 식품을 먹으면서 비타민 D만 보충해주세요. 우유를 많이 안 먹는 분은 멸치를 가루로 내어 소금 대신에 사용하면 좀 더 자주 먹을 수 있습니다. 멸치 육수만 먹는 건 별로 도움이 되지 않으니 꼭 멸치 자체를 먹어야 한답니다. 비타민 D는 최근 성장과 각종 성인병, 암 예방과 면역력 향상 등에 도움을 주는 것으로 보고되어 어른들에게도 꼭 필요한 영양소입니다. 실제 충분한 야외활동이 없는 우리나라 여성들은 비타민 D의 부족이 심각한 정도라고 해요. 온 가족이 함께 먹는 것을 추천하고, 특히 긴팔과 긴바지를 입는 봄, 가을, 겨울에는 더욱 열심히 복용하는 것이 좋습니다.

국내 12개월에서부터 19세 이하의 어린이 및 청소년들을 대상으로 실시한 연구에서, 비타민 D 부족이 아토피 피부염을 발생시키는 않아도 아토피 증상을 더 악화시키는 원인으로 작용할 수 있다고 보고된 바 있습니다. 비타민 D가 피부장벽 기능을 하는 각질세포와 관련된 단백질의 유전자 전사를 유도하고, 항균 물질의 유전자 발현을 촉진하기 때문에 비타민 D와 아토피 피부염은 중요한 상관관계가 있다는 것입니다.

비록 몽골 어린이들을 대상으로 실시한 결과이기는 하지만, 실제 겨울철에 아토피가 있는 어린이들에게 비타민 D를 먹게 했더니 아토피 증상이 개선되었다고 합니다. 그리고 앞서 소개한 피부 감염에서 주요 원인 중 하나인 황색포도상구균 또한 비타민 D와 관련이 있는데, 피 속의 비타민 D 농도가 낮을수록 황색포도상구균의 피부 집락의 위험도가 증가한다고 해요. 특히 아토피 피부염이 있는 아이들 중 우유 알레르기가 있는 아이들은 우유를 먹지 못해 칼슘과 비타민 D가 부족한 경우가 많아 비타민 D 보충이 더 절실히 요구된답니다.

이처럼 뼈 건강에 중요하다고 알고 있던 비타민 D가 아토피와도 관련되어 있다고 하니 비타민 D를 챙겨주는 것이 필요해요. 다만 비타민 D는 지용성이라서 음식과 함께 섭취하는 것이 흡수율을 높일 수 있는 방법이니 식사할 때 같이 먹으면 좋아요.

모유수유 중인 어린 아기들에게는 수유할 때 하루 한 번 가슴 끝에 한 방울 떨어뜨려 같이 먹이면 되고 그 이후는 이유식이나 밥에 한 방울 떨어뜨려 먹이면 된답니다.

간혹 우리 아이는 야외 활동을 충분히 한다고 말하는 분이 있는데 충분한 비타민 D를 합성하려면 피부를 다 드러내고 있어야 한답니다. 따라서 긴팔과 긴바지를 입는 봄, 가을, 겨울에는 야외 활동을 많이 하더라도 따로 보충해주는 것이 좋습니다.

7-2

건강한 장,
우리아이 면역의 기초

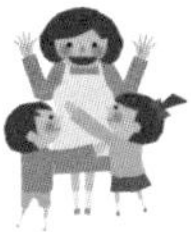

부모님들께서 일반적으로 가장 많이 먹이고 있는 영양제가 정장제입니다. 유산균이라고도 하지요. 보통 정장제를 먹이기 시작하는 이유가 변비 때문인 예가 많은데 사실 변비에는 생각보다 큰 효과가 없을 수도 있습니다. 오히려 설사를 하는 경우 좀 더 많은 효과가 나타난답니다. 그리고 유산균을 먹이기 위해 요구르트나 플레인요구르트를 먹이는 경우도 있는데 여기에는 유효 균수가 충분하지 않은 경우가 많고 당분이 무척 많은 편입니다. 우유 알레르기가 있다면 이 역시 유제품이기 때문에 더 안 좋을 수 있고요.

'장은 제2의 뇌다', '면역세포의 70퍼센트가 장에 있다' 이런 얘기가 있을 정도로 요즘 장에 주목하고 있는데 정장제가 면역, 아토피, 장 건강 전반에 도움이 된다고 해요. 정장제를 고를 때는 좋은 균종으로 양이 충분해야 하며 정장제의 먹이인 프리바이오틱스(prebiotics)를 함유하고 있는 제품이 좋습니다. 임상시험을 거쳐 효능과 안전성이 검증된 제품을 선택하는 것이 좋고요. 6개월 미만의 아기에게는 신생아에게 허가된 유산균을 사용하는 것이 안전합니다. 사람마다 더 맞는 게 있을 수 있어 여러 종류를 먹어보고 아이와 맞는 제품을 찾아나가는 것도 좋답니다.

정장제는 종류가 매우 다양합니다. 단순히 균의 수가 얼마나 많은지 보다 어떻게 조성이 되어 있는지가 더 중요합니다. 일반용으로 조성된 것도 있고 특정 효과를 얻기 위한 것도 있으니까요. 예를 들자면 설사와 같은 장염, 감기와 중이염 등에 대한 면역력, 아토피 피부염과 같은 피부를 목적으로 한 것 등이 있지요.

세계 알레르기 기구(WAO)에서는 부모 또는 형제가 알레르기성 비염, 천식, 습진, 식품 알레르기 등이 있어 알레르기 발생 위험이 높은 영아에게 습진 예방을 위해 프로바이오틱스를 사용할 것을 제안했습니다. 이는 장내 균총이 면역 및 염증 반응에 작용하여 알레르기와 염증을 조절하는 데 영향을 주기 때문입니다. 면역 기능과 관련하여 잘 알려진 락토바실러스 람노서스라는 균주와 유산균의 먹이인 프리바이오틱스를 같이 먹은 아토피 어린이에서는 증상 감소를 기대할 수 있습니다. 예방적 차원에서는 임신 후반기부터 먹기 시작하여 아기가 생후 6개월이 될 때까지 사용할 것을 제안합니다.

이런 정장제 제품이 아토피의 근본적인 치료제는 아니지만, 장내 균총을 개선시켜 면역 및 염증 반응을 조절해주기 때문에 꾸준히 섭취하면 아토피 증상이 개선 또는 예방될 수 있습니다. 정장제는 대변과 함께 몸 밖으로 배출되기 때문에 대장에서 오래도록 작용하게 하려면 복용 기간 동안에 꾸준히 매일 먹이는 게 좋습니다.

7-3

피부야 부드러워져라, 달맞이꽃종자유

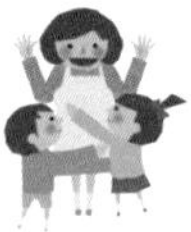

달맞이꽃종자유에는 필수지방산의 일종인 감마리놀렌산(Gamma Linolenic acid)이 충분히 들어 있어요. 혈중 콜레스테롤을 낮추고 혈액 순환을 원활하게 해주는 감마리놀렌산은 오메가6 지방산의 일종으로 우리 몸에 반드시 필요한 필수지방산이랍니다. 하지만 몸에서 만들어내지 못하니 꼭 음식으로 먹어줘야 합니다. 당뇨와 같은 성인병, 류마티스 관절염 같은 만성 염증성질환, 갱년기 증상 완화 등에도 도움이 됩니다. 그뿐만 아니라 아토피 피부염에도 좋은 효과가 있답니다. 아토피피부염 환자는 정상인보다 혈중 감마리놀렌산의 농도가 낮기 때문에 감마리놀렌산을 보충해줌으로써 아토피 피부염을 근본적으로 치료하는 데 도움이 됩니다. 무엇보다 기존 스테로이드 및 항히스타민제에 비해 부작용이 거의 없어 어린 아이들이 오랜 기간 먹기에도 부담이 없다는 것이 장점입니다.

물론 약은 아니기 때문에 한두 번 먹는다고 뛰어난 치료 효과가 나타나는 것은 아니지만 꾸준히 먹었을 때 가려움증에 다소 효과가 있습니다. 아토피 피부염이 있는 경우 긁게 되면 피부를 자극하고 감염이 생기기 때문에 더 안 좋아지기 마련입니다. 그러니 안 긁게 하는 것이 중요한데 긁는 아이들에게는 초기에 항히스타민제와 같은 약을 처방하고 나서 달맞이꽃종자유를 장기간 처방해주는 경우가 종종 있어요. 또한 습진이 심한 부분에 크림과 섞어서 바를 수도 있답니다. 보통 건강기능식품 판매점에서 쉽게 구입할 수 있고 병원에서는 약으로 처방해주고 있어요. 아무래도 병원에서 처방받게 되면 건강보험이 적용되니 좀 더 저렴하지요.

달맞이꽃종자유는 캡슐에 들어 있는 기름입니다. 어린이들은 쉽게 삼키지 못하기 때문에 캡슐 꼭지 부분을 자른 후에 내용물만 짜 먹이면 됩니다. 하루 두 번, 오전과 오후에 먹도록 처방하지만 깜빡 잊고 제때 먹이기 힘들다면 저녁 때 두 알을 한꺼번에 먹여도 괜찮답니다. 아이가 기름을 잘 먹지 않으면 음식에 섞어줘도 상관없어요. 다만 뜨거운 불에 오래 조리하면 영양분이 파괴될 수 있으니까 샐러드나 조리된 음식에 섞어서 먹이는 게 좋습니다.

7-4

수분을 끌어당기는 히알루론산(hyaluronic acid)

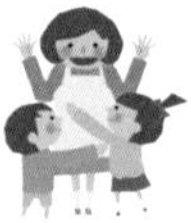

마시는 물만으로 피부에 수분을 충분히 공급해주기 어려운 전신 건조증이 심한 경우에는 먹는 히알루론산을 사용해볼 수 있습니다. 히알루론산은 1그램에 6리터의 물을 담는 엄청난 보습력 그리고 점성과 탄성을 가진 물질입니다. 히알루론산은 인체 내에 존재하는 물질로 나이가 들면서 감소하는데, 히알루론산이 빠져나간 피부는 건조해지고 주름이 많이 생기게 됩니다. 높은 보습상태를 유지하고, 관절 내에서 윤활작용과 충격완화 작용을 하기 때문에 보통 관절에 주사를 하거나 피부에 넣는 필러로 많이 사용되고 있답니다. 또한 피부, 자궁, 관절, 눈, 대뇌, 심장, 동맥, 신장에 많이 존재하는 히알루론산은 세포를 고정시켜 일정 형상을 유지하고, 세포 분열시 필요한 수분과 전해질을 운반하고 유지하는 역할을 합니다. 보습막이 파괴된 아토피 환자의 피부는 건조하고 심한 가려움과 염증으로 고통을 받게 됩니다. 이때 히알루론산을 보충해주면 촉촉하고 건강한 피부를 유지할 수 있습니다.

저희 병원에서 사용하고 있는 제품은 인공 합성 물질이 아닌 천연 히알루론산이에요. 가격이 비싼 편이라 쉽게 사용해보라고 권하기에는 한계가 있지만, 다른 치료에 잘 반응하지 않거나 전신 건조증이 심한 경우에는 보습력이 좋아지고 가려움증이 적어져 피부 긁는 횟수를 줄일 수 있습니다. 그 결과 피부를 긁으면서 생기는 상처와 감염도 줄어들어 한결 좋아지는 것을 볼 수 있습니다.

Chapter 8

환경관리

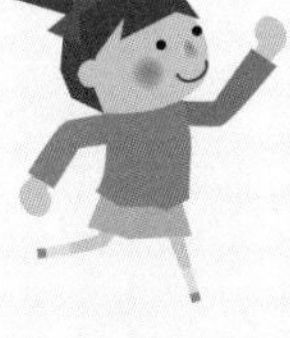

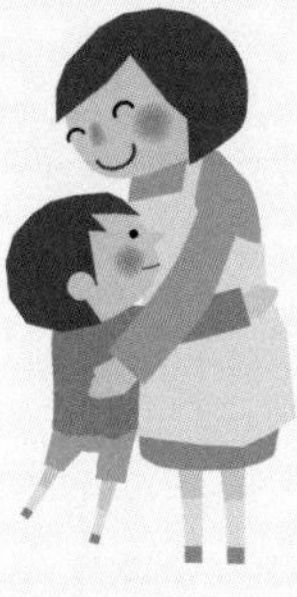

8-1

집먼지진드기, 이불도 원인이 될 수 있다!

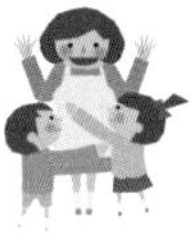

사례

정은 씨는 계절이 바뀌어 옷 정리를 할 때마다 하소연을 합니다. 한동안 넣어두었던 옷들을 다시 꺼내려고 옷장 서랍만 열어도 남편이 눈물, 콧물, 재채기를 해대기 때문이죠. 어쩔 수 없이 정은 씨 본인이 온 가족의 옷 정리를 도맡아 하게 되었습니다. 처음에 부부만 살 때는 그렇게 힘들지 않았지만, 아이들이 생기고 살림이 조금씩 늘어나면서 다른 할 일도 많은데 남편 옷까지 정리해야 되니 신경질이 난다고 합니다. 그뿐만이 아닙니다. 침실 이불도 조금만 관리를 소홀히 하면 남편이 계속 재채기를 하는 통에 워킹맘인 정은 씨로서는 쉬는 날도 편히 쉴 수가 없으니 집안일이 점점 버겁기만 합니다.

'아토피 피부염을 앓는 아이가 있는 집에서는 특히 이불 관리가 중요하다'라는 얘기를 많이 들어봤을 텐데요, 저희 집에서도 베란다에 커다란 이불 건조대를 놓고 아침마다 이불을 햇볕에 말리고 있답니다.

알레르기 비염의 가장 흔한 원인 중 하나가 집먼지진드기입니다. 또 보통 알레르기가 심한 경우에는 계절마다 옷 정리를 할 때 발작적으로 재채기와 콧물이 나오곤 합니다. 함께 일하던 한 선생님은 가끔 먼지를 털지 않은 겨울 코트를 입은 아이가 진료를 보러 오면 콧물과 재채기가 난다며 무척 힘들어했지요. 이 집먼지진드기가 아토피 피부염의 주요 악화 요인 중 하나이기도 해요. 그렇기 때문에 알레르기 환자가 있는 집은 집먼지진드기에 대한 관리가 무척 중요하답니다.

집먼지진드기는 온도 25~30도, 습도 60퍼센트 이상에서 잘 자랍니다. 안타깝게도 이 온도는 사람이 살기에도 좋은 환경입니다. 집먼지진드기를 없앤다고 사람까지 춥게 살 수는 없죠. 이럴 때는 습도를 높지 않게 유지해주는 것만으로도 효과가 있습니다. 요즘은 창

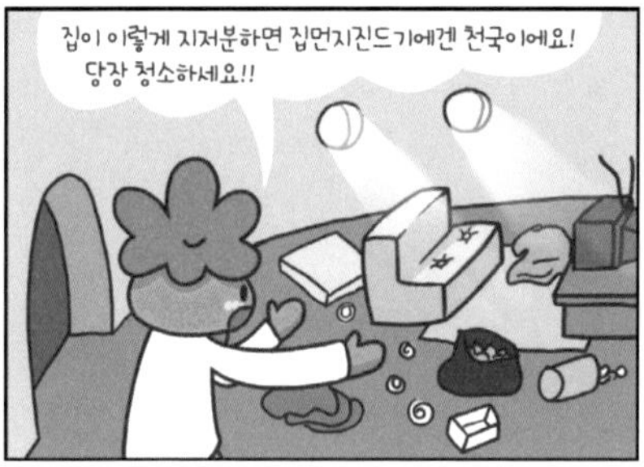

문 밀폐가 잘 되어 실내 습도가 쉽게 높아집니다. 따라서 창문을 열어 자주 환기시켜주는 것이 좋습니다. 적정 온도는 너무 덥지 않게 25도 이하로 하고, 습도는 너무 건조하지도 습하지도 않은 45퍼센트 정도로 유지하는 것이 좋습니다.

또한 집먼지진드기에게는 숨어 있을 만한 장소가 중요해요. 주로 이불이나 소파, 쌓아둔 옷 속에 있는 것을 좋아하지요. 특히 비듬이나 때와 같은 먹이가 붙어 있으면 더 잘 자랍니다. 당연히 자기 전에 꼭 씻고 자는 것이 중요하겠지요. 요와 이불도 매주 한 번씩 60도 이상의 뜨거운 물에 빨아주고 헤파필터(Hepa Filter)가 있는 진공청소기로 매일 청소하는 것도 좋습니다. 햇볕에 자주 말려주세요.

청결함을 유지하기란 생각보다 어렵습니다. 무거운 빨래를 옮기고 널고 털다보면 몸이 빨리 지칩니다. 평소 운반하기 힘든 무거운 이불보다는 세탁하고 말리기 쉬운 가벼운 이불을 쓰는 게 아토피 피부염 관리에도 유리합니다. 요즘은 집먼지진드기 방지 침구도 판매되고 있으니 그런 제품들을 활용하는 것도 도움이 됩니다.

베개 역시 중요해요. 베개 커버도 같이 자주 세탁해주세요. 그리고 베개 자체도 세탁하기 편하고 가볍고 통기성이 좋은 것을 선택하도록 하세요. 참고로 좁쌀베개는 뜨거운 물에 세탁할 수가 없어요. 좁쌀 밥이 되어버리기 때문입니다.

카펫이나 천으로 된 소파, 커튼 역시 집먼지진드기가 살기 좋은 서식처가 될 수 있습니다. 카펫은 아예 사용하지 않는 것이 좋아요. 아이가 어릴 때는 카펫 대신 물걸레로 닦기 쉬운 놀이 매트를 쓰는 것이 대안이 될 수 있어요. 커튼 대신에는 물로 쉽게 닦을 수 있는 코팅된 롤스크린을 사용하면 좋습니다. 요즘은 아이 사진으로 예쁜 롤

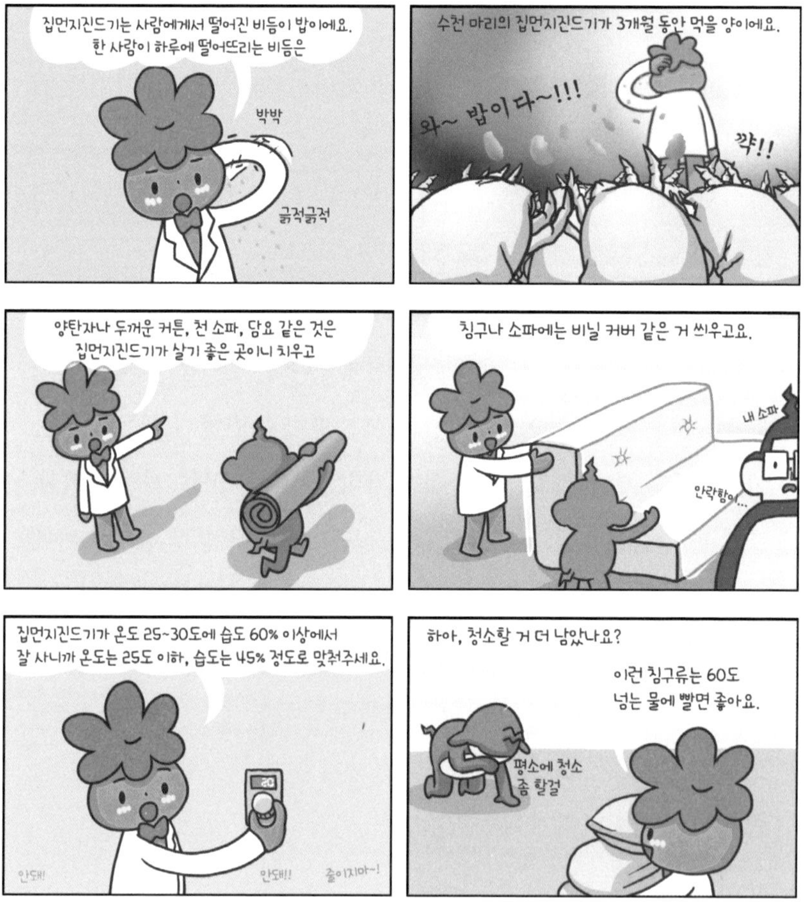

스크린을 만들어주는 곳도 많더라고요. 이렇게 해 놓으면 집안을 환하게 꾸밀 수 있어서 일석이조라는 생각이 드네요.

옷을 옷장에 쌓아두는 것도 집먼지진드기를 불러들이는 길입니다. 차곡차곡 쌓여 있는 옷 사이사이는 물론 옷장 구석구석에도 먼지가 쌓이기 쉽기 때문이지요. 드레스룸을 따로 만들 수 있다면 가장 좋겠지만, 여력이 안 되면 가구 구석구석 먼지가 쌓이지 않도록 붙박이장을 설치하여 옷걸이에 옷을 걸어 놓고 자주 환기시켜주면 됩니다.

8-2

여름철 최대의 적!
곰팡이

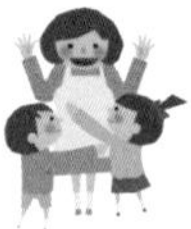

곰팡이는 진드기의 먹이이기도 하고 곰팡이가 직접 알레르기 반응을 일으키기도 하기 때문에 곰팡이 관리 역시 중요합니다. 곰팡이도 진드기와 마찬가지로 습도가 높으면 번식을 잘 합니다. 그래서 여름 장마철에 특히 심해지기 쉽습니다. 보통은 자주 환기시키는 것만으로도 충분합니다. 하지만 환기가 잘 안 되거나 평소에 습도가 높은 곳이라면 제습기나 환풍기, 공기 청정기 등을 이용하는 것도 방법입니다. 욕실이나 창고, 베란다, 창문 틈 사이, 냉장고 등에는 특히 곰팡이가 잘 생기니까 주의하여 청소해야 한답니다.

곰팡이는 일단 생기지 않도록 예방하는 것이 중요하지만 이미 생겼다면 제거하는 것도 중요해요. 섣불리 걸레로 닦아내다가 더 심해지는 경우도 있으니 곰팡이 제거제를 먼저 충분히 사용해야 한답니다. 곰팡이 제거제를 사용할 때는 피부에 묻지 않도록 고무장갑을 착용하는 것이 안전합니다. 또한 직접 코로 많이 들이마시지 않도록 마스크를 착용하세요. 반드시 창문을 열어놓고 환기가 잘 되는 상태에서 사용해야 합니다.

8-3

오염된 환경을 주의하라

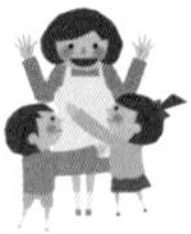

사례

주연이는 5살까지만 해도 아토피가 없는 아이였습니다. 간혹 피부에 작게 오돌토돌한 피부염이 올라올 때가 있기는 했지만 크림 한두 번 발라주고 나면 싹 들어갔습니다. 그런데 이번에 갑자기 온몸에 발진이 돋아나기 시작했습니다. 뽀얗던 얼굴이 거칠거칠하고 빨갛게 올라왔습니다. 온 몸을 긁어대는데 허벅지랑 팔은 너무 긁어서 피딱지까지 앉았습니다. 처음 병원에 데려갔을 때는 스테로이드를 좀 발라주면 나을 거라고 해서 대수롭지 않게 생각했는데 점점 더 심해집니다. 이제까지 피부가 안 좋던 적이 없었는데 스테로이드로도 전혀 잡히지 않는 피부를 보고 소아과 선생님은 큰 병원에 가보라고 권해주었습니다.

피부 발진이 시작된 것은 이사하고 나서였습니다. 너무 오래된 집이라 수리할 곳이 많아 공사하고 도배, 페인트까지 싹 새로 했습니다. 혹시 몰라 베이크 아웃(Bake out)을 2주나 했는데 안 좋은 물질이 쉽사리 빠지지 않았나봅니다. 결국 주연이는 울산 외할머니 댁에 내려가고 나서야 피부가 깨끗해졌습니다.

아토피 피부염은 환경호르몬과도 밀접하게 관련된 경우가 종종 있습니다. 새집증후군으로도 많이 알려져 있듯이 새 건물로 이사를 가면 갑자기 심해지곤 하지요. 건축 자재에서 각종 유해 물질이 나오기 때문입니다. 새 건물이 아니더라도 새로 구입한 가구나 도배, 페인트칠이 피부를 악화시키기도 합니다. 주로 페인트, 보존제, 단열재, 왁스 등에 포함되어 있는 각종 화학물질이 원인입니다.

아토피 피부염이나 기타 알레르기 질환이 있는 경우 가급적이면 새 건물로의 이사는 피하는 것이 좋습니다. 어떤 환자는 치료로 증상이 호전되었는데 회사가 새 건물로 이전한 뒤로 다시 증상이 악화되어 병가까지 내고 치료 받은 적도 있답니다.

새 건물만 문제가 되는 것은 아닙니다. 인테리어를 바꿀 때도 마찬가지예요. 친환경 자재를 쓰고 환기를 충분히 해야 합니다. 새 가구를 사용할 때도 주의해야 한답니다. 가급적이면 친환경 자재로 만든 가구를 쓰도록 하세요. 공장에서 제작해서 바로 배송하는 가구보다는 한참 전시되어 있던 가구를 구입하는 것도 방법입니다.

베이크 아웃(Bake out)

부득이하게 새 건물로 입주하거나 새로 인테리어를 하는 경우 베이크 아웃을 충분히 하는 것이 도움 됩니다.

베이크 아웃을 하려면 창문과 문을 모두 닫고 7~9시간(겨울 10~12시간) 이상 보일러를 충분히 가동시켜 실내 온도를 35~40도 정도로 유지해야 합니다. 그러면 쌓여 있던 각종 오염물질이 한꺼번에 빠져나오게 됩니다. 이때 가구의 서랍과 문은 전부 열어 놓아야 가구 내부의 오염물질도 함께 빠질 수 있습니다. 물론 베이크 아웃을 하는 동안에는 집 안에 머무르면 안 된다는 것을 꼭 기억하세요. 이후 실내로 들어가서 모든 창문을 활짝 열어 1시간 이상 환기를 시킵니다. 환기를 위해 집 안에 들어갈 때는 반드시 미세먼지 방지 1회용 마스크를 착용하도록 하세요. 이 모든 과정을 4~5번 정도 진행하면 실내 오염물질이 많이 배출될 수 있어요.

저도 둘째 아이가 태어날 무렵 새로 인테리어를 한 집에 들어가게 되었습니다. 산모인 저뿐만 아니라 아이에게도 좋지 않을 거 같아 한동안 친정에서 지내며 베이크 아웃을 진행했습니다. 집이 개별난방이라면 온도 조절이 쉬웠겠지만 중앙난방이라서 사실상 온도를 높일 수가 없으니 베이크 아웃을 하기가 쉽지 않았습니다. 어쩔 수 없이 집에 있는 난방 기구를 다 끌어모아 온도를 높이고자 노력했지요. 아무래도 중앙난방식 아파트에서는 충분한 베이크 아웃이 힘든 만큼 좀 더 오랜 시간에 걸쳐 환기를 시켜주는 것이 도움이 된답니다.

새차증후군

새 차를 타면 차 안에서 왠지 모르게 기분 나쁜 냄새가 나죠. 그런데 차 창문을 닫은 채로 장시간 달리다보면 새집에 들어간 것처럼 속이 울렁거리고 머리가 아프고 알레르기 반응이 나타날 수 있습니다. 새집증후군과 마찬가지로 차 안에 유해 물질이 많기 때문입니다. 예를 들면 자동차의 내장제와 접착제, 코팅제 등입니다. 차에 혹여 흠이라도 날까봐 비닐이 붙은 상태로 오랫동안 놔두는 분이 있는데 비닐은 빨리 제거하는 것이 좋습니다. 매트는 모두 꺼내어 바람이 잘 통하는 곳에서 환기를 시켜주세요. 새집에 들어갔을 때와 마찬가지로 자동차도 문과 창문을 모두 닫은 채로 히터를 틀어 온도를 높인 후 환기해주는 베이크 아웃을 하면 더욱 좋습니다.

8-4

미세먼지,
아토피에도 해롭다

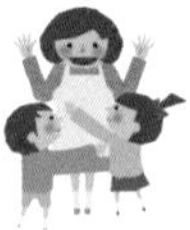

아토피 피부염을 앓고 있는 아이들에게는 천식이 동반되는 예가 많습니다. 천식은 여러 원인에 의해 증상이 나빠질 수 있는데 미세먼지와 초미세먼지가 그 중 하나입니다. 천식과 아토피가 같이 있는 아이는 특히 미세먼지로 인해 천식이 더 많이 나빠진다고 합니다. 그래서 요즘 유치원과 학교에서는 황사나 미세먼지가 심할 때 실외 활동을 금지하거나 단축 수업을 하고 있습니다. 미세먼지에 취약한 질환이 있는 경우는 결석을 해도 무단결석이 아닌 미세먼지로 인한 결석으로 처리된다고도 합니다.

미세먼지는 천식뿐만 아니라 아토피 피부염 자체에도 영향을 준답니다. 미세먼지가 피부표피에 쌓이면서 피부 안쪽까지 자극하기 때문이지요. 심지어 대기 중금속이나 환경호르몬까지 피부로 침투하는 경우도 있어 더욱 위험합니다. 땀구멍을 막아 노폐물이 배출되지 못해 염증이 더 심해지는 일도 있습니다.

8-5

미세먼지 대처하기

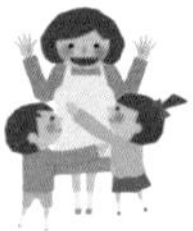

돼지고기의 지방이 미세먼지와 황사를 배출하는 데 효과가 있다는 말은 속설이라고 합니다. 그보다 물을 자주 마시는 게 좋습니다. 충분한 수분 섭취는 기도를 촉촉하게 하고 황사나 미세먼지 등의 유해 물질을 점액으로 감싸 몸 밖으로 내보내줍니다.

항산화 비타민인 비타민 C는 몸을 회복하는 데 도움이 됩니다. 비타민 C가 함유된 채소와 과일을 많이 먹이세요. 시판용으로 나온 비타민 C 영양제는 아이들이 먹기에 너무 시고 비타민 C 캔디는 비타민 C보다 당이 많이 첨가되어 단맛이 강합니다.

먼지와 땀은 피부를 더 자극할 수 있습니다. 황사와 미세먼지 역시 피부를 자극합니다. 그래서 목욕은 매일 하는 것이 중요합니다.

아이가 외출 후 집으로 돌아오면 반드시 세수, 손 씻기, 양치질을 시키세요. 황사나 미세먼지가 심한 날은 바로 목욕을 시켜주는 것도 좋습니다.

운동을 하면 호흡이 빨라집니다. 보통 가만히 있을 때보다 뛸 때의 호흡량이 2배 이상이라고 합니다. 호흡량이 많으면 당연히 흡입하는 미세먼지 양도 많아집니다. 미세먼지가 많은 날은 외출을 자제하는 것도 물론 중요하지만 불가피하게 어디를 가야 한다면 아이들이 뛰지 않고 차분히 걸어서 갈 수 있게 하는 것도 중요합니다. 입으로 숨 쉬는 아이들도 많은데 코로 숨 쉬도록 도와주세요. 코안의 코털과 콧물이 미세먼지를 걸러주기 때문입니다.

협조가 잘 되는 아이라면 외출했다 돌아온 후 식염수로 콧속을 씻기면 더욱 좋답니다. 코를 세척해주면 미세먼지나 황사 같은 오염물질뿐만 아니라 염증을 일으키는 물질까지 씻어내어 코막힘 증상이 개선되므로 호흡이 한결 좋아집니다. 코 세척통에다 물과 코세척 가루를 함께 넣어 쓰거나 아니면 생리식염수를 넣어 쓸 수 있습니다. 다만 이때 용액이 차가우면 코가 아플 수 있으니 따뜻하게 하여 사용합니다.

이렇게 직접 코를 세척하기 어렵다면 생리식염수를 코안에 뿌려줘도 다소 도움이 됩니다. 생리식염수는 쉽게 오염될 수 있기 때문에 가급적이면 작은 용기에 넣어서 사용하는 것이 좋아요. 요즘은 내용물이 쉽게 오염되지 않도록 멸균용기에 해수를 담은 스프레이 제품도 시판되고 있으니 약국에서 쉽게 구매하여 쓸 수도 있답니다. 이러한 제품에는 식염수 내의 염화나트륨뿐만 아니라 칼슘, 마그네슘 등 다양한 미네랄 성분이 함유되어 있어 코에 사용했을 때 코안 점막 섬모운동을 활성화하고 염증반응을 줄이는 등 코의 기능 향상에 도움이 됩니다.

음식도 황사나 미세먼지에 오염될 수 있어요. 황사가 심한 날은 밖에서 판매하는 길거리 음식은 되도록 사먹지 않는 것이 좋고 생선이나 과일, 채소 등도 흐르는 물에 깨끗하게 씻어서 먹어야 합니다.

8-6

실내 미세먼지 관리하기

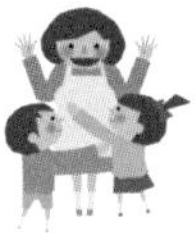

환기

미세먼지나 황사가 발생하면 일단 집으로 황사가 들어오지 못하게 창문을 닫는 것이 중요합니다. 하지만 황사가 있더라도 주기적인 실내 환기는 필요합니다. 전자제품이 작동하면서 뿜어내는 먼지도 있고 건물이나 가구, 생활용품에서 나오는 환경호르몬도 있기 때문입니다. 요리할 때 나오는 미세먼지도 많고요. 이런 각종 오염물질이 집 안에 쌓이게 되면 실내 공기가 오히려 바깥 공기보다 더 안 좋을 수 있답니다.

환기는 평소 30분 정도로 충분하지만 미세먼지나 황사가 심할 때는 5분 내외로 짧은 것이 좋습니다. 일반적으로 하루 중 오후 1~3시 사이가 미세먼지 농도가 비교적 낮다고 하니 이 시간대를 이용하는

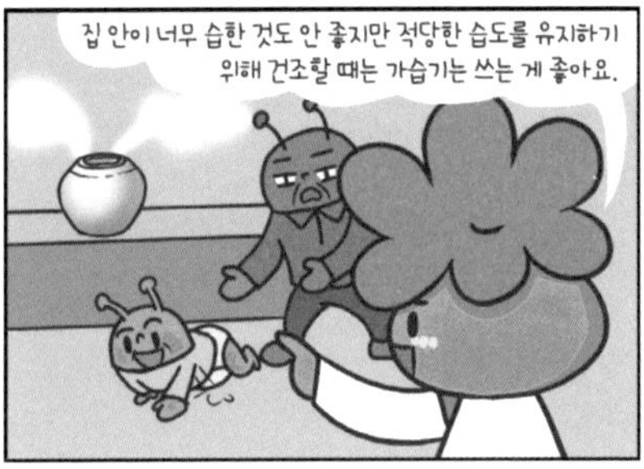

것이 좋습니다. 환기할 때 가습기를 세게 틀면 황사 먼지가 물과 결합하여 바닥에 떨어지게 됩니다. 가습기가 없는 경우 스프레이로 물을 뿌려도 동일한 효과를 볼 수 있습니다. 이렇게 떨어진 황사 먼지는 물걸레로 닦아주세요.

청소

청소도 무척 중요합니다. 집 안에 먼지가 많이 쌓여 있으면 사람이 활동하면서 그 먼지를 다시 일으키기 때문이죠. 특히 뛰어다니는 아이들이 있는 경우 더욱 심할 수 있습니다. 인형이나 이불 등을 밟고 다니며 먼지가 날리지 않도록 잘 정리정돈 해주세요. 먼지와 진

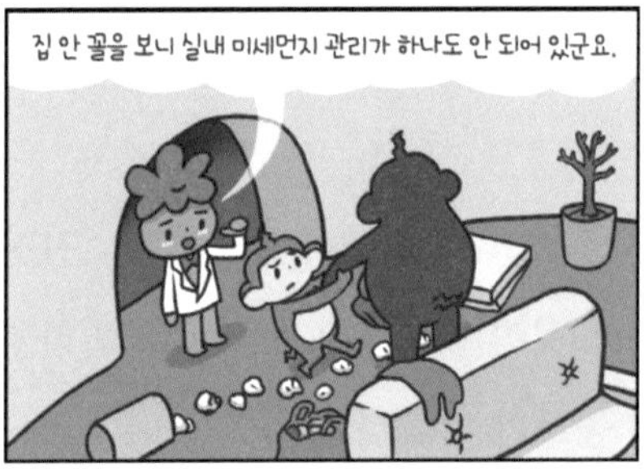

드기가 많이 날리는 카펫은 쓰지 않는 것이 좋습니다. 청소기를 돌린 후에는 물걸레로 바닥을 닦아야 먼지가 제거됩니다. 에어컨이나 가습기, 공기청정기 등 공기를 순환시키는 가전제품 역시 주기적으로 청소를 해줘야 합니다.

요리

요리를 하면 일시적으로 미세먼지 수치가 높아집니다. 반응형 공기청정기를 사용하는 분들은 요리할 때 갑자기 공기청정기가 심하게 소리 내며 돌아가는 것을 본 적이 있을 거예요. 튀김이나 생선구이를 할 때 가장 심해요. 물론 고기를 구울 때도 미세먼지는 나오며 음식이 탈 때가 더 심하니까 주의하세요. 이때는 일반적으로 실내 공기가 실외 공기보다 훨씬 미세먼지 농도가 높아요. 그러니 반드시 후드를 켜서 연기를 빨아들이고 조리 중에는 가급적이면 창문을 열어 환기를 시키세요. 조리 후에 문을 닫고 다시 공기청정기를 작동시키세요. 황사가 너무 심해 요리하는 동안 창문을 열고 환기하기 어렵다면 후드를 틀어 놓고, 굽거나 튀기기보다는 삶거나 찌는 요리를 하세요. 또 조리 중에 유해 물질이 많이 발생하는 가스레인지보다 전기레인지를 사용하는 게 좋습니다.

공기청정기

실내에서는 공기청정기를 사용하는 것이 좋습니다. 보통 공기청정기에는 큰 먼지를 걸러내는 필터, 냄새와 유해가스를 제거하는 카

본필터, 미세먼지와 초미세먼지를 거르는 헤파필터가 있습니다. 공기청정기를 구입할 때는 안에 들어 있는 각 필터의 성능을 꼼꼼히 따져보고 골라야 합니다. 특히 초미세먼지까지 걸러주는 헤파필터가 있는지 확인하세요. 필터는 교환 시기를 넘기지 않고 제때 바꿔주는 것도 중요합니다. 오랜 기간 필터를 교환하지 않으면 공기청정기의 효과가 떨어지기 때문입니다. 창문을 열어둔 채 공기청정기를 돌리는 것은 의미가 없습니다. 환기를 시킬 때는 공기청정기를 잠시 꺼두었다가 창문을 전부 닫고 나서 다시 틀어주세요.

8-7

외출할 때는 마스크를 꼭 씌워주세요

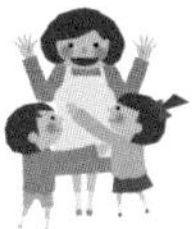

마스크는 일반 면 마스크 대신에 부직포 재질로 된 1회용 황사 마스크를 사용하세요. 황사용 마스크는 황사와 미세먼지, 초미세먼지를 걸러줍니다. 일반마스크와 달리 정전기 필터가 들어 있기 때문이에요. 마스크를 구매할 때는 미세먼지 차단 성능을 표시하는 KF(Korean Filter) 지수를 꼭 확인하도록 하세요.

좋은 마스크를 선택했다 하더라도 잘못 사용하면 성능이 많이 떨어질 수 있습니다. 보통 크기가 맞지 않으면 가장 성능이 떨어져요. 큰 마스크를 쓰면 얼굴에 밀착되지 않아 사방으로 공기가 새기 때문이죠. 아이 얼굴에 딱 맞는 마스크를 씌우고 혹시 너무 크면 귀에 거는 고무줄을 한 번 묶어 좀 더 조여서 맞춰주면 됩니다. 끈으로 크기를 쉽게 조절할 수 있는 제품을 쓸 수도 있습니다. 간혹 아이가 마스크를 코 아래에 걸쳐 입만 가리는 경우가 있으니 반드시 코와 입을 다 막도록 착용 방법을 잘 알려줘야 합니다. 코와 볼 사이의 공간이 많이 들뜨기 때문에 그 사이로 공기가 들어갈 수 있어요. 들뜨지 않게 하는 고정클립이 마스크 위쪽에 들어 있으니 그것을 코에 맞게 꼭 눌러주세요. 마지막으로 양손으로 마스크를 감싸 아이 얼굴에 잘 밀착시켜 주세요.

Tip

KF지수

미세먼지를 얼마나 걸러주는지 그 마스크의 성능을 나타내는 것이 KF지수랍니다. 미세먼지를 80퍼센트 이상 차단하면 KF80, 94퍼센트 이상 차단하면 KF94 마크로 표시할 수 있어요. KF지수가 높을수록 미세먼지 차단 효율성이 높은 거지요. 보통 KF80을 황사마스크로, KF94를 방역용 마스크로 구분한답니다. 따라서 마스크를 구입할 때는 이 마크를 꼭 확인하는 것이 좋습니다.

다만 성능이 좋을수록 필터가 촘촘해 공기가 덜 통하기 때문에 숨쉬기가 힘들 수 있답니다. 천식이나 폐질환이 있는 사람은 더 많이 힘들 수 있어요. 어린 아이들도 KF94 마스크는 답답하다고 아예 벗어버릴 수 있으니 아이가 너무 답답해하면 KF80을 씌우는 것이 낫습니다.

마스크 사용 시 체크 사항

- □ KF지수를 확인했나요?
- □ 코와 입이 잘 덮여 있나요?
- □ 마스크 크기를 얼굴에 맞게 잘 조절했나요?
- □ 코 위의 클립을 꼭 눌러주었나요?
- □ 두 손으로 마스크를 얼굴에 잘 밀착시켰나요?

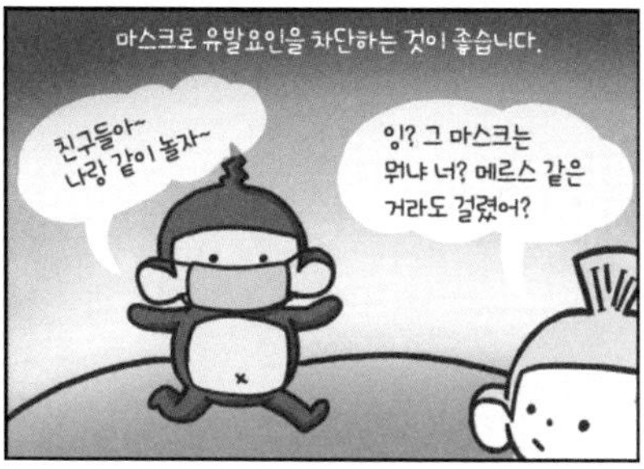
마스크로 유발요인을 차단하는 것이 좋습니다.
친구들아~ 나랑 같이 놀자~
잉? 그 마스크는 뭐냐 너? 메르스 같은 거라도 걸렸어?

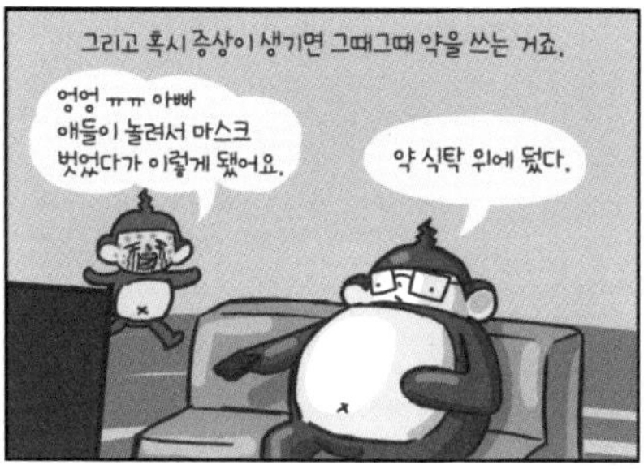
그리고 혹시 증상이 생기면 그때그때 약을 쓰는 거죠.
엉엉 ㅠㅠ 아빠 애들이 놀려서 마스크 벗었다가 이렇게 됐어요.
약 식탁 위에 뒀다.

8-8

반려동물 키워도 될까요?

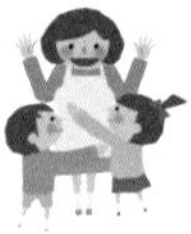

사례

미영 씨는 3년 전 아이들이 너무 졸라서 고양이 한 마리를 분양 받았습니다. 처음에는 시큰둥하였죠. 하지만 여느 고양이 집사가 그렇듯이 갈수록 고양이의 매력에 빠지게 되었습니다. 시끄럽고 말 안 듣는 아이들과 달리 조용하고 차분한 고양이가 사랑스러웠습니다. 그런데 어느 날부터인지 미영 씨가 비염을 달고 삽니다. 집 안에만 들어가면 콧물이 나는 겁니다. 특히 고양이에게 빗질이라도 해주는 날이면 콧물과 재채기가 나와 정신을 못 차립니다. 고양이털에 알레르기가 있는 것 같다는 생각은 어렴풋이 하지만 이 사랑스러운 고양이를 떠나보낼 수가 없답니다.

요즘은 애완동물보다 반려동물이라는 표현을 많이 쓰지요. 동물을 장난감 같은 존재로 여기던 예전과 달리 사람과 더불어 살아가는 반려자로 인식하는 경향이 강하기 때문이지요. 그래서 임산부나 아이가 있어도 키우던 동물을 다른 곳에 보내는 경우가 드뭅니다.

아토피 위생 이론에 따르면 아이를 반려동물과 함께 키우는 것이 오히려 아토피 피부염의 발생 위험을 낮춰준다는 보고가 있습니다. 혹여 그렇다 하더라도 이미 아토피 피부염이 발생한 상황이라면 동물과 함께 키우는 것에 대해 다시 생각해봐야 합니다. 특히 동물 털에 알레르기가 있는 아이는 동물과 지내다보면 아토피 피부염이 악화될 수 있습니다. 그래서 아이의 아토피 피부염이 치료되지 않고 계속 그대로일 수밖에 없습니다.

동물 털에 직접적인 알레르기가 없더라도 안심할 수는 없습니다. 털갈이 하는 시기에 날리는 털이나 배설물, 미생물 등에 의해서도 피부나 점막이 자극을 받을 수 있기 때문입니다. 그래서 알레르기가 있는 아이와 동물을 함께 키우는 것은 피하는 게 좋습니다. 또 너무 어린 아기는 반려동물과 함께 지내다보면 공격받을 위험이 있습니다.

8-9

아토피에 좋은 옷 선택과 관리

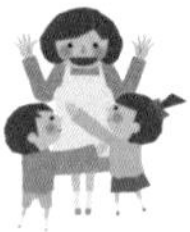

사례

진혁 씨는 정말 의아하다는 생각이 들었습니다. 분명 옷을 직접 손으로 만져보고 부드러워 샀는데 아이가 입어보더니 따갑고 가렵다며 무척 힘들어했기 때문입니다. 평소 아이 피부에 거칠거칠한 부분이 없을 뿐 아니라 병원에서도 아토피는 아니라고 했는데 왜 이렇게 피부가 민감한 걸까요? 더 어릴 때는 알록달록하게 염색되지 않은 유기농 면옷을 주로 사 입혔는데 점점 커가는 아이에게 일년 내내 민무늬의 내복 같은 면옷만 입힐 수가 없었어요. 예쁜 옷을 사 주고 싶은 마음에 나름대로 부드러운 옷으로 골라 입히는데 어떨 때는 피부가 빨갛게 일어나며 가려워하고 어떨 때는 괜찮아하니 도무지 이유를 모르겠습니다.

코와 입은 외부 물질이 몸속으로 들어오는 대표적인 통로입니다.

코로 호흡할 때는 공기뿐만 아니라 미세먼지와 황사도 함께 들이마시게 되니까 공기 질이 안 좋으면 반드시 마스크를 써야 합니다. 하지만 코보다 입으로 호흡할 때가 더 다양한 것들이 체내로 들어옵니다. 그리고 입을 통해 들어온 물, 음식, 약 등은 위장관에서 흡수되어 온 몸으로 퍼집니다. 기억해야 할 또 하나의 통로가 있습니다. 바로 피부입니다. 피부를 통해 약이 몸속으로 스며들기 때문에 바르는 스테로이드도, 근육통에 붙이는 파스도 효과를 볼 수 있게 되는 것이죠.

옷은 하루 종일 입고 있습니다. 계속 피부와 맞닿아 스치기 때문에 쉽게 자극이 될 수밖에 없습니다. 또한 화학 약품이 잔뜩 묻어 있는 옷을 입으면 그 약품이 그대로 피부를 통해 몸으로 들어오게 됩니다. 그래서 옷으로 인해 아토피 피부염이 악화되는 경우도 상당히 많답니다.

옷의 물리적 자극

저 역시 옷에 민감한 편입니다. 남들에게 아무 자극이 없는 옷도 입어보면 따갑고 불편해서 견딜 수 없는 경우가 종종 있어요. 그러다 보니 인터넷으로 디자인만 보고 구입했다가 반품하는 일도 상당히 많았습니다. 이제는 귀찮더라도 꼭 매장에서 입어보고 사는 편입니다. 거칠거나 따가운 소재, 또는 꽉 조이는 옷이 피부를 직접적으로 자극하고 손상시킬 수 있습니다. 옷은 가급적이면 부드럽고 활동하기 편하며 통기성이 좋은 것을 입도록 하세요.

너무 무거운 옷 하나를 입는 것도 피해야 합니다. 두꺼운 옷 자체가 자극이 될 수도 있고 스웨터 같은 옷은 정전기도 잘 생깁니다. 또 두꺼운 옷 하나만 입고 있다가 따뜻한 곳에 들어가면 땀이 날 수 있어요. 땀도 아토피 피부염을 심하게 만들 수 있답니다. 그러니까 추운 날씨에는 두껍고 무거운 옷 대신 얇고 가벼운 옷을 겹쳐 입는 것이 좋아요. 입고 벗으며 온도 조절하기가 쉽고 피부에 자극도 덜하니까요.

옷에 붙어 있는 상표에도 주의해야 합니다. 목 뒤, 옆구리 등 모든 부위에 있는 상표를 다 잘라내는 것이 중요합니다. 바지 뒤편에 붙은 상표는 속옷이나 기저귀에 가려 피부에 직접 닿지 않을 거라 생각해 소홀히 하는 경우가 있는데 움직이다 보면 종종 스칠 수 있어요. 저는 상표 때문에 목 뒷부분이 너무 자극되어서 강박적으로 상표를 떼다보니 옷에 구멍이 난 적도 있었어요. 상표를 붙인 실만 잘

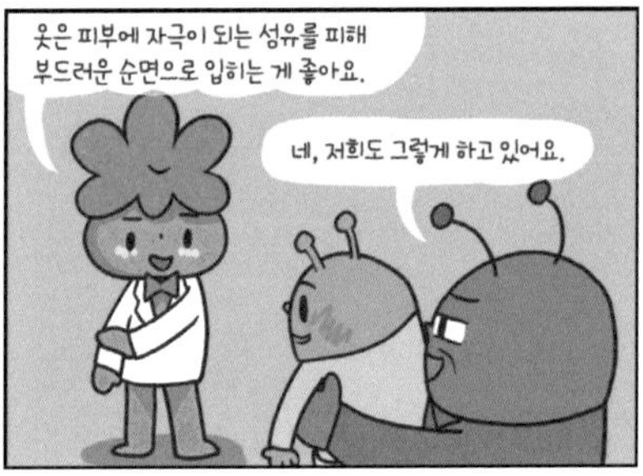

잘라낼 수 있는 쪽가위를 구비해 두는 것도 방법입니다.

단추나 지퍼 역시 조심하는 것이 좋습니다. 상의에 달려 있는 단추는 실로 가볍게 고정되어 자극이 덜 해요. 하지만 바지에 단단히 붙어 있는 단추는 금속으로 고정되어 자극이 잘 생깁니다. 금속 알레르기가 있는 경우가 흔하기 때문입니다. 그래서 배꼽 주위에 접촉성 피부염이 많이 생겨요. 경량 점퍼나 패딩 코트 등에 붙은 지퍼도 금속 재질인 경우가 많아요. 춥다고 지퍼를 끝까지 올리면 턱에 쓸리면서 자극이 될 수 있습니다. 보통 안감으로 윗부분까지 감싸 놓은 경우가 많지만 그대로 노출되어 있으면 천을 덧대어주는 것이 좋아요.

옷의 화학적 자극

요즘은 합성섬유로 만든 옷이 많습니다. 면옷 역시 100퍼센트 순면보다는 합성섬유가 혼합된 경우가 더 많지요. 또 새로 산 옷에는 화학 염료나 섬유 찌꺼기 등이 남아있을 수 있습니다. 직물은 부드럽고 보기 좋으며 구김이 많이 가지 않게 만들기 위해 여러 가공과정을 거치게 됩니다. 옷을 예쁘게 염색하기도 합니다. 흰 옷이라고 걱정을 하지 않을 수도 없습니다. 새하얀 옷일수록 형광증백제가 들어갈 수 있거든요. 하얀 와이셔츠를 입고 어두운 곳에 갔을 때 옷이 반짝반짝 빛나는 경험을 해봤을 것입니다. 이런 화학 성분들은 아이 몸에 자극이 될 수 있어요.

옷은 새 것보다 형제나 이웃이 입던 옷을 물려 입으면 좋습니다. 특히 신생아의 배냇저고리나 속싸개 같은 것은 더더욱 그렇습니다. 여러 차례 삶아 처리된 약품들이 빠져나가서 안전하게 입힐 수 있기 때문입니다. 옷을 구매하려면 포장된 상품보다는 옷걸이에 걸려 진열된 상품이 낫습니다. 구매해 바로 입히기보다는 바람이 잘 통하는 베란다에 며칠 걸어두었다가 화학 약품이 날아간 후에 입혀주세요. 새 옷은 반드시 한 번 빨거나 삶아 입히고요.

옷 세탁하기

세탁 방법은 무척 중요합니다. 충분히 헹구지 않으면 옷에 남아 있던 세탁세제가 아토피 피부염을 악화시키기도 합니다. 헹굼 기능을 최대로 활용하여 세제를 충분히 씻어내도록 하세요. 갑자기 피부가 안 좋아져서 원인을 찾다보면 세탁세제를 바꾼 것이 원인으로 밝혀지는 일도 종종 있으니 세제 선택에도 신중해야 합니다. 표백제처럼 옷을 새하얗게 만들거나 색을 선명하게 해주는 세제는 피하는 것이 좋습니다. 옷이 너무 지저분하여 표백제를 사용했다면 충분히 헹구어낸 후 다시 한 번 삶으세요.

세탁물의 온도도 중요합니다. 앞에서 집먼지진드기가 아토피의 유발 원인 중 하나라고 했는데요, 물론 삶는 것이 가장 좋지만 옷이나 침구를 매번 삶을 수 없으니 고온으로 세탁하면 효과적입니다. 이때 물 온도는 가급적이면 60도 이상으로 하세요. 스팀세탁기나

스타일러를 사용하는 것도 괜찮습니다.

섬유유연제는 옷감을 부드럽게 하여 구김을 막아주고 정전기를 방지하며 옷 색깔을 선명하게 합니다. 좋은 향기도 나게 하고요. 그러다 보니 섬유유연제는 빨래의 필수품이 되고 있지요. 하지만 이 섬유유연제가 끝까지 남아 제 역할을 할 수 있도록 세탁 마지막에 들어가다 보니 충분히 헹구어지지 않아요. 그래서 피부에 자극이 되어 알레르기가 발생하는 아이들도 간혹 있답니다. 옷에 정전기가 심해 유연제를 써야 한다면 대체품으로 레몬과 식초를 발효시켜 만든 레몬식초나 구연산을 사용하는 것도 방법입니다.

드라이클리닝

물빨래를 할 수 없는 옷은 세탁소에 맡겨 드라이클리닝을 하게 됩니다. 하지만 드라이클리닝에 사용되는 유기용제 역시 아이의 피부를 자극할 수 있습니다. 드라이클리닝을 해야 하는 옷은 가급적이면 입히지 마세요. 면 소재로 되어 쉽게 빨 수 있는 예쁜 옷도 많답니다. 다만 특정 행사용으로 구입한 원피스라든지 추운 겨울에 입히는 코트는 어쩔 수 없는 경우가 많죠. 불가피하게 드라이클리닝을 하게 되었다면 일단 비닐 커버를 벗겨내고 환기가 잘 되는 곳에 걸어두세요. 냄새가 충분히 빠진 뒤 아이에게 입히거나 옷장 안에 보관해두면 됩니다. 입힐 때는 피부에 직접 닿지 않도록 안에 면옷을 입히면 더 좋습니다.

8-10

기저귀 발진 관리하기

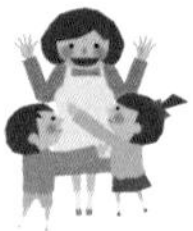

사례

하은 씨는 오늘 아침 일어나자마자 아기의 기저귀를 갈아주다 깜짝 놀랐습니다. 언제 응가를 했는지 대변이 기저귀에 말라붙어 있고 엉덩이에는 온통 빨갛게 발진이 일어나 있었기 때문입니다. 새벽에 그래서 울었나? 졸린데 안 잔다고 짜증을 내며 쪽쪽이만 물려 재운 게 후회됩니다. 그때 기저귀도 한번 확인해볼 걸. 엉덩이를 씻어주고 발진 크림을 충분히 발라보았지만 빨간 기가 쉽게 가시질 않습니다.

빠른 아이들은 18개월, 늦는 아이들은 48개월까지도 차게 되는 기저귀. 기저귀 찬 빵빵한 엉덩이는 정말 귀엽습니다. 하지만 기저귀를 차는 아이들이 피해갈 수 없는 것이 발진입니다.

처음 아기가 태어났을 때는 피부가 pH 7에 근접한 중성 수준으로 약산성인 성인보다 세균과 바이러스의 침투에 더 취약합니다. 기저귀의 착용으로 대소변에 포함된 암모니아 성분 등의 자극을 받게 되면 피부가 pH 8의 알칼리성으로 변해 외부 자극에 더욱 취약해질 수 있습니다. 대소변을 오래 방치하면 피부가 쉽게 손상되는 만큼 기저귀에 신경을 써야 합니다. 기저귀가 아기의 연약한 피부를 자극하고 거기에 찬 습기가 피부를 짓무르게 하여 발진을 일으키기 때문입니다.

발진을 예방하는 가장 좋은 방법은 기저귀를 자주 갈아주는 것입니다. 발진이 심한 경우 아예 방수 요를 깔아놓고 기저귀를 벗겨놓는 것도 좋은 방법입니다.

자극성 방부제 등이 첨가된 물티슈로 엉덩이를 닦는 것 역시 좋지 않습니다. 요즘 영유아용으로 자극성 물질을 넣지 않았다는 물티슈도 많이 나오고 있지만, 물티슈는 대부분 방부처리가 되어 있습니다. 곰팡이를 방지하기 위해서는 방부 처리가 필수입니다.

소변을 볼 때마다 물티슈를 쓰는 분이 있는데, 물티슈 대신에 기저귀의 마른 부분으로 톡톡 흡수시키듯 닦아내는 정도도 괜찮아요. 소변량이 많아 기저귀에 충분히 흡수되지 못하고 흥건하게 묻어나올 때만 물로 살짝 닦아주세요. 대변을 본 경우에도 가급적이면 흐르는 물로만 충분히 닦도록 하세요. 엉덩이를 계속 비누로 씻기면 자극이 될 수 있어요. 엉덩이를 씻겨준 엄마의 손은 비누로 깨끗하게 닦아야 하겠지만, 아기 엉덩이에는 하루 한 번 목욕시킬 때만 약산성 거품 세정제를 사용하세요. 물로 닦고 난 후에는 충분히 보습해주는 것도 잊지 마세요.

발진이 오래 지속될 때는 가급적이면 미지근한 물로 닦은 후 수건이나 가재 손수건으로 문지르지 말고 톡톡 닦아낸 후 보습제를 충분히 바르거나 발진 크림을 발라주세요. 시판용 발진 크림은 스테로이드를 포함하고 있지 않기 때문에 특별한 처방 없이 사용할 수 있습니다.

파우더는 연고나 소변과 엉겨 붙어 오히려 안 좋을 수 있습니다. 일부 베이비파우더에서는 발암 성분이 검출되기도 하였으니 가급적이면 쓰지 않는 것이 좋습니다. 환기를 위해 잠시 기저귀를 벗겨놓는 것도 도움이 됩니다. 앞에서 말한 수칙들만 잘 지켜도 하루나 이틀이면 대부분 좋아진답니다.

아연 성분은 항염, 재생에 도움을 준다고 합니다. 또한 피부 박테리아 번식을 억제하고 피부 접힘으로 자극받은 피부에 즉각적인 완화 효과를 줄 수 있습니다. 기저귀 발진에서는 소변과 대변의 피부 침투를 방지하는 것이 가장 중요한데, 피부 표면에 얇은 보호막을 형성하여 외부 자극으로부터 피부를 효과적으로 보호해주는 제품을 사용하도록 하세요.

아기들의 기저귀 발진뿐만 아니라 팔 안쪽, 무릎 뒤와 같이 살이 접히는 부위의 발진에 발라도 좋습니다. 아기들이 기저귀를 차고 있을 때는 기저귀 발진 크림으로, 아기가 좀 더 자란 이후에는 팔이나 무릎 등 접힘 부분의 발진이나 여름철 땀띠에도 사용할 수 있습니다.

여러 가지 방법을 시도해도 쉽게 좋아지지 않는 경우 곰팡이 균에 감염되었거나 그 외에 다른 원인을 고려해볼 수 있습니다. 병원을 방문해 확인하고 약을 처방 받아 잘 발라주세요.

천기저귀

천기저귀가 발진을 덜 일으킨다고 하여 천기저귀만 고집하는 분도 있습니다. 환경오염 측면에서는 쓰레기가 덜 나오는 천기저귀가 분명 도움이 되겠지만 발진에 천기저귀가 꼭 좋다고만 할 수 없답니다. 물론 천기저귀를 늘 보송보송하게 잘 갈아줄 수 있다면 발진에도 크게 도움이 됩니다. 하지만 소변이나 대변이 새는 것을 방지하기 위해 겉에 방수 천을 덧대어 공기가 통하지 않는 경우도 있습니다. 또 소변을 조금 봤을 때 천기저귀는 쉬를 했는지 안 했는지 구분이 잘 안 되기도 합니다.

쉬한 채로 오래 방치하는 경우, 요즘 일회용 기저귀는 흡수력이 상당히 좋은 편이라 충분히 흡수하겠지만 천기저귀는 소변이 그대로 남아 자극하여 상태가 더 나빠질 수도 있습니다. 그래서 차선책으로 자주자주 갈아줄 수 있는 낮에는 천기저귀, 외출할 때와 밤에는 일회용 기저귀를 쓰는 분들도 많습니다.

발진이 심해 아기가 아파할 것 같으면 특별히 더 신경 써서 기저귀를 갈아주면서 천기저귀를 단기간 사용하는 것도 좋습니다. 천기저귀를 쓰고 싶어도 세탁이 만만치 않아 꺼리는 분들은 기저귀 세탁, 배달 서비스가 지역에 따라서는 가능하니 그런 서비스를 이용하는 것도 방법이랍니다.

Chapter
9

스트레스 관리

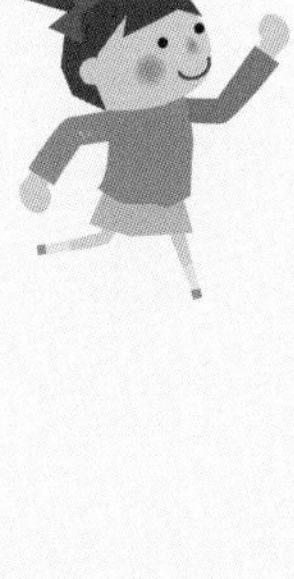

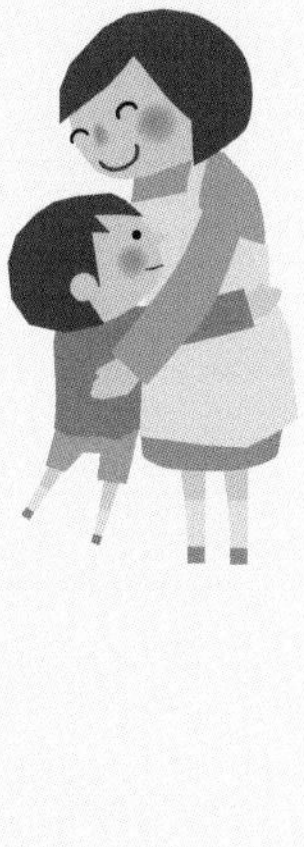

9-1

막내의 유제품 사랑

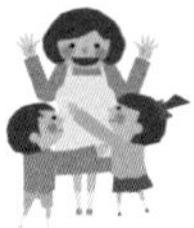

저희 막내아이는 분유에 알레르기가 있었습니다. 그래서 저알레르기 분유인 HA분유로 바꾸었지요. 어느 정도 마음을 놓을 때쯤 아토피 피부염 증상이 다시 심해졌어요. 밤마다 벅벅 긁기 시작했고 피부도 점점 거칠어졌지요. 원인이 뭘까 고민하다 보니 생각나는 그것. 떠먹는 요구르트와 우유였어요. 돌이 지나 분유는 끊었지만 모유를 오래 먹일 생각이어서 유제품은 주지 않으려 했습니다. 하지만 식탐이 많은 막내는 엄마 의지와 달리 유제품을 먹기 시작했지요.

저희 부부는 떠먹는 요구르트를 집에서 직접 만들어 먹고 있어요. 우유와 요구르트를 한데 넣어 잘 섞은 다음 그 그릇을 뜨거운 물속에 담가 발효시키면 맛있는 떠먹는 요구르트가 완성되지요. 그런데 하루는 막내가 다 먹은 그릇에 묻어 있는 떠먹는 요구르트를 손으로 찍어 맛보더니 눈이 휘둥그레지더군요. 그날 이후로 떠먹는 요구르트만 보면 득달같이 쫓아와 먹기 시작했습니다. 심지어 당시 엄마 아빠라는 말밖에 못했는데 떠먹는 요구르트가 먹고 싶으면 어른을 냉장고 앞으로 잡아끌며 꺼내줄 때까지 알아듣지 못할 소리로 "요요~"하며 웅얼댔답니다.

또 어느 날은 둘째 아이가 빵과 우유를 먹고 있는데, 막내가 자기도 달라며 쫓아가 둘째아이 손에 들려 있던 컵을 확 낚아채더라고요. 언니 컵에 뭐 맛있는 게 들어 있나 싶었겠지요. 이때 처음으로 우유 맛을 봤는데 눈빛이 초롱초롱 빛났어요. 그 뒤로 우유병만 보면 "우우우~" 소리치며 우유를 달라고 보채더군요.

명색이 아토피를 열심히 치료하는 의사인데 딸에게 아토피 피부염이 지속되다니, 체면이 말이 아니란 생각이 들었어요. 아무래도 막내한테는 유제품을 먹이지 않는 게 좋겠다고 했더니 남편은 나직한 목소리로 이렇게 말했습니다.

"좋아하는 걸 못 먹게 해서 아이를 슬프게 하느니 조금 긁더라도 좋아하는 음식을 먹게 해주는 게 낫지 않겠어?"

아토피 피부염이 있는 아이들에게 식품을 제한할 때는 특별히 조심해야 합니다. 이유는 성장과 관련이 있어서입니다. 한창 성장기에 있는 아이들에게 이런저런 이유로 음식을 제한하다보면 아무래도 성장에 안 좋은 영향을 미치겠지요. 혹여나 아토피 피부염에 직접적인 원인이 된다 하더라도 끊을 때의 이득과 손해를 잘 따져 결정해야 합니다. 의사인 저 자신조차도 마음이 급해지니 정작 아이의 마음을 돌아볼 생각은 못하더군요. 결국 아이가 그렇게 먹고 싶어 하는 유제품은 그대로 먹이기로 결정했습니다. 대신 스테로이드 연고를 간간이 발라주고 많이 가려워하면 항히스타민제 약을 먹이고 살균 재생관리를 병행해가며 조절했습니다.

9-2

아토피 피부염이 있는 아이의 스트레스 관리

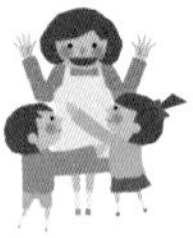

아토피 피부염이 있는 아이를 키우는 엄마는 늘 공부합니다. 이것저것 주변에서 듣는 정보가 많다 보니 아이에게 하는 잔소리도 늘어날 수밖에 없습니다. 큰 잔소리는 대부분 음식에 대한 것입니다. 아이가 알레르기 유발 음식을 먹으면 피부 상태부터 나빠집니다. 하지만 음식알레르기는 아이가 잘못해서 생긴 것이 아닙니다. 오히려 아이는 음식을 못 먹는 데서 오는 우울감에 힘들 겁니다. 그런데도 아이에게 네가 먹었기 때문에 이렇게 힘든 거라며 죄책감이 들게 나무라는 부모님들이 있습니다. 심지어 아토피와 아무 상관없는 정기 예방접종을 받으러 온 날, "네가 과자를 많이 먹어서 이렇게 주사 맞는 거야, 앞으로도 먹으면 또 주사 맞으러 온다"라고 겁주는 부모님도 볼 수 있습니다. 아토피 피부염이 있는 아이도 그저 아이일 뿐이에요. 다른 아이들과 마찬가지로 눈앞에 과자가 있으면 먹고 싶고 아이스크림이 있으면 먹고 싶지요. 집 밖에서의 상황은 통제하기 힘들더라도 집 안에서만큼은 그런 음식을 아예 없애는 것이 좋아요. 아이가 보는 앞에서 다른 가족들은 먹으면서 못 먹게 하는 건 그 아이에게 참기 힘든 벌입니다.

아토피 피부염이 있으면 무척 가려워요. 저 역시 알레르기성 피부 질환인 피부묘기증 때문에 주기적으로 밤이면 가려움증이 올라온답니다. 긁으면 더 심하게 가려워진다는 사실을 누구보다 잘 알고 있으면서도 안 긁을 수가 없어요. 잠결에 벅벅 긁다 보면 남편이 얼른 가서 약 먹고 오라며 깨워주곤 하지요. 잘 알고 있는 저도 이렇게 긁는데, 긁으면 더 가려워진다는 걸 모르는 아이는 당연히 긁을 수밖에 없어요. 긁지 말라는 말에 잠깐 참을 수야 있겠지만 결국 가려움증에 집중하게 되고 더 괴로워진답니다. 이런 아이에게 긁지 말라고 소리를 지르거나 긁을 때마다 손을 때리는 건 전혀 도움이 되지 않을 뿐 아니라 스트레스만 더 쌓이게 한답니다. 가려워하는 부위에는 크림을 덧바르고 심한 경우 얼음 팩을 잠시 대주는 것도 좋아요. 항히스타민제는 낮에 먹이면 졸려한다는 부작용이 있지만 밤에 먹이면 덜 가려워해 잘 잠들 수 있어요. 보통 잠들 무렵에 많이 가려워하는데, 낮 시간에 열심히 뛰어놀면 피곤해져 가려움을 느낄 새도 없이 바로 잠들어버리기도 합니다.

아토피 피부염에는 보습이 매우 중요합니다. 혼자 걷지 못하는 아이의 경우에는 보습제를 기저귀 갈 때마다 발라주면 되지만, 이미 걷기 시작한 아이는 꾀가 늘어 요리조리 도망 다녀서 발라주기가 좀처럼 쉽지 않습니다. 그때부터 본격적으로 아이와의 전쟁이 시작되는 거지요. 끈적끈적한 크림을 치덕치덕 발라대는 느낌이 좋을 수만은 없겠지요. 이럴 때는 부모가 자기 몸에 크림을 바르며 아이에게도 발라달라고 부탁해보세요. 엄마 몸에 크림을 문지르다가 자연스럽게 자기 몸에도 발라볼 수 있도록 유도하면 무리 없이 아이도 익숙해집니다. 특히 상태가 좋지 않은 부위에는 "크림 바르고 호~ 해주자"하며 아이 스스로 바르게 해보세요.

아토피 피부염으로 인한 스트레스를 푸는 데에는 따뜻한 손길이 들어간 마사지도 효과적입니다. 아이들은 대부분 몸을 부드럽게 마사지해주면 좋아합니다. 크림을 바른다는 생각이 들지 않게 마사지해준다고 불러서 손에 크림을 묻혀 부드럽게 여기저기 만져줘보세요.

9-3

아토피 피부염이 있는 자녀를 둔 부모의 스트레스 관리

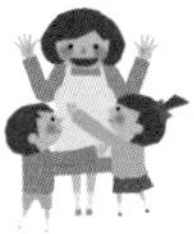

아토피 피부염이 있는 아이를 키우는 부모님 주변에는 온갖 정보들이 넘쳐납니다. '내가 이렇게 열심히 알아보며 노력하는데 왜 이리 안 낫지?', '어른이 될 때까지 아토피 피부염이 이어지기도 한다는데 우리 아이도 그렇진 않을까?

아토피 피부염은 내가 뭘 어떻게 한다고 해서 없어지는 병이 아닙니다. 때가 되면 낫는 병이라 그때까지 증상이 심해지지 않도록 지속적으로 관리해주어야 해요. 내가 아무리 노력해도 노력한 만큼의 성과가 보이지 않을 때도 있습니다. 오히려 아토피 피부염을 받아들이고 느긋하고 마음 편하게 관리한다고 생각하는 편이 좋습니다.

죄책감도 갖지 않았으면 좋겠습니다. 내가 임신했을 때나 수유할 때 먹은 어떤 음식 때문에, 아기 때 제대로 관리를 못 해줬기 때문에 우리 아이에게 아토피 피부염이 생기는 것이 아닙니다. 알레르기가 잘 나타나는 체질을 가지고 태어났거나 또는 급변하는 이 시대의 생활환경 때문일 수 있습니다. 아토피는 부모님의 잘못이 아닙니다.

아토피 관리는 무척 피곤한 일입니다. 수시로 보습하는 것조차 쉽지 않습니다. 먹는 것, 입는 것, 어느 하나 소홀히 할 수 있는 게 없습니다. 그렇다고 금세 눈에 띄게 좋아지지도 않습니다. 차도가 보이지 않으니 부모는 쉽게 지칩니다.

아토피 피부염 치료는 아이의 성장과 함께 지속적인 관리가 필요한 만큼 확연히 좋아지라는 기대보다는 아이의 생활 전반을 건강하게 바꿔나갈 수 있도록 해야 합니다. 엄마가 건강해야 아이가 건강합니다. 아이를 위해서라도 부모가 마음을 다쳐서는 안 됩니다. 힘들 때는 같은 문제로 고민하는 부모들과 만나 서로의 사정을 나눠보세요. 나만의 문제가 아니라는 인식을 공유할 때 마음이 한결 가벼워질 수도 있습니다. 아이를 위해서라도 부모의 스트레스 관리는 무척 중요합니다.

9-4

개인 경험을 너무 믿지 마세요

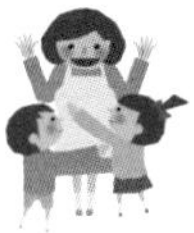

사례

혜지 씨의 아이들은 심한 아토피 피부염을 앓고 있습니다. 길을 지나갈 때마다 사람들이 한마디씩 합니다. 양가 부모님, 아이의 친구 엄마들, 어린이집 선생님들 모두 어디선가 아토피에 좋다는 정보들을 모아줍니다. 아토피에 좋다는 크림은 안 써본 게 없습니다. 정확히 세어보진 않았지만 못해도 50종류 이상은 될 겁니다. 영양제도 마찬가지예요. 좋다는 병원, 한의원 안 가본 곳이 없습니다. 아토피뿐만 아니라 면역, 알레르기 등과 관련된 책도 닥치는 대로 구입해 읽었습니다. 하지만 책마다 너무 다른 얘기를 하니 뭐가 맞는지 모르겠습니다.

아토피 피부염에 대한 논문과 전문 서적을 읽으면서 일반인을 대상으로 한 책에는 과연 뭐라고 쓰여 있을까 싶었습니다. 그래서 하루는 도서관에서 아토피 관련 책들을 잔뜩 빌려왔습니다. 의외로 일반인이 쓴 책도 많아 놀랐습니다. 특히 아토피 피부염을 극복한 개인 경험 위주의 책이 많았던 것 같아요. 여기서 질문. 개인의 경험에 의존한 책을 곧이곧대로 받아들여도 될까요?

의학은 통계로 발전해왔습니다. 특정 질병이 나타나면 원인과 진행 과정을 살핍니다. 질병을 앓는 수많은 사람들의 병의 진행과 회복 과정을 관찰하고 그 값들을 데이터화합니다. 이렇게 과학적인 방법으로 도출된 통계만이 신뢰할 수 있는 의학 자료로서 인정을 받습니다.

예를 들어, 아빠 키가 193센티미터이고 엄마 키가 177센티미터라면 아이는 당연히 평균 이상으로 자랄 겁니다. 이러한 추정은 누구나 할 수 있습니다. 키는 유전의 영향이 강하다는 것을 이미 알고 있기 때문입니다. 그런데 그 부모가 우리 아이의 큰 키는 내가 매일 먹인 인스턴트식품 덕분이라고 책을 쓰면 어떻게 될까요. 검증된 지식이 아닌 개인의 경험을 바탕으로 한 결과에 대한 해석을 책으로 쓴다면 이를 읽는 독자들은 혼란스러울 수밖에 없습니다. 더군다나 건강과 직결된 내용이라면 더더욱 위험할 수 있습니다.

어느 책에서는 저자가 '분유에 단맛이 나는 이유는 바로 설탕 때문이며 그렇기 때문에 본인의 아이들에게는 분유를 먹이지 않기로 결심했다'고 하더군요. 하지만 유감스럽게도 분유의 단맛은 설탕에 의한 것이 아니라 모유에도 포함되어 있는 유당 때문입니다. 또 물에 타기 전의 분유 가루는 가루를 그대로 떠먹으면 조금 단맛이 나긴 하지만 정확한 방법대로 물에 타면 밍밍하고 오히려 약간 비린 맛이 납니다. 만약 분유 대신 모유를 먹이기로 결심했다면 천만다행이었겠지만 안타깝게도 그 저자는 다른 선택을 했습니다. 돌 전 아기의 식사로 분유 대신에 선택한 것은 놀랍게도 설탕이 잔뜩 들어가는 매실액이었습니다. 보툴리누스 균*(Clostridium botulinum)*이 들어 있어 돌 전 아기가 절대 먹으면 안 되는 꿀과 간장소스를 넣은 연두부도 메뉴에 들어가 있고요. 기가 막힌 일입니다.

잘못된 상식과 검증되지 않은 개인적인 대체요법은 자칫 사람의 건강을 위협할 수 있는 만큼 의학적 상식을 기반으로 한 치료를 해야 합니다.

에필로그

부모님께

처음 의사 가운을 입었을 때 저는 그저 의사가 되었다며 뿌듯해하였습니다. 그런데 결혼을 하고 세 아이를 둔 엄마가 되고보니 진료실 내원 환자의 진짜 목소리가 들리더군요. 아토피 앓는 세 아이의 엄마가 되고서야 아이를 돌아보고 공감할 수 있는 진정한 의사가 되었습니다.

병원 진료시간은 15분이 채 넘지 않습니다. 아토피로 고통받는 자녀를 둔 부모에게 많은 이야기를 해주고 싶어도 짧은 진료 시간 탓에 한계가 있었습니다. 이 책에는 그간 진료실에서 다 전하지 못한 내용을 미안한 마음과 함께 담았습니다. 의사가 아니라 세 아이의 엄마로서 아토피 피부염을 극복해가는 과정에서 배우고 느낀 것들을 세상의 부모들과 공유하고 싶었습니다. 두 시간의 대면 진료를 받는다는 기분으로 이 책을 읽는다면 앞으로 우리 아이들을 키우는데 도움이 될 것이라 생각합니다.

원고를 정리하며 아토피 자녀를 둔 의사 엄마의 입장에서 마지막으로 당부의 말씀을 드립니다. 아토피를 치료하느라 결코 그 밑에 가려져 있는 아이의 마음을 간과해서는 안 됩니다.

부모도 힘들겠지만 가장 힘든 것은 우리 아이들입니다. 치료를 위한다는 명목 하에 무조건 치료가 우선이 되어서는 안 됩니다. 아이는 뛰어놀아야 행복하고, 먹고 싶은 것을 먹어야 행복합니다. 아이의 행복을 무조건적으로 막아서는 안 됩니다. 아이와 부모가 대화하고 민주적으로 타협해 가는 과정이 중요합니다. 가능하다면 아이가 원하는 방식으로 대해주세요. 아토피와 싸우고 있는 이 순간도 그냥 흘려보내기엔 아까운, 다시 돌아오지 않을 소중한 시간입니다. 아토피는 부모와 아이가 함께 풀어가야 할 긴긴 숙제임을 잊지 말고, 우리 부모님도 아토피 스트레스로부터 벗어날 수 있게 스스로에 대한 관리에 각별히 신경을 쓰길 바랍니다.

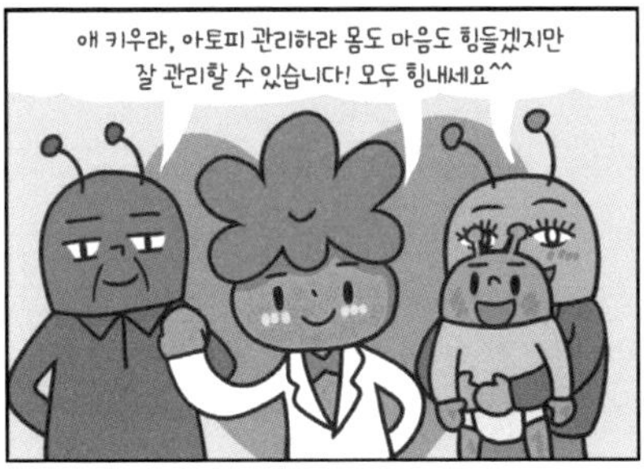

의사 엄마의 아토피 수업

초판 1쇄 발행 2018년 8월 21일
초판 5쇄 발행 2023년 5월 26일

지은이 | 민아림
펴낸이 | 권기대
펴낸곳 | ㈜베가북스

주소 | (07261) 서울특별시 영등포구 양산로17길 12, 후민타워 6~7층
대표전화 | 02)322-7241 **팩스** | 02)322-7242
출판등록 | 2021년 6월 18일 제2021-000108호
홈페이지 | www.vegabooks.co.kr **이메일** | info@vegabooks.co.kr
블로그 http://blog.naver.com/vegabooks
인스타그램 @vegabooks **페이스북** @VegaBooksCo
ISBN 979-11-86137-75-8 (13510)

홈페이지 www.vegabooks.co.kr
블로그 http://blog.naver.com/vegabooks
이메일 vegabooks@naver.com
인스타그램 @vegabooks
페이스북 @VegaBooksCo
